특별한 치아교정 이야기

— 치아교정의 모든 것 —

김상무 지음

도서출판
페이지원

| 서문 |

'교정 하는데 저는 왜 2년넘게 걸려요? '
'발치를 안해도 된다는 곳도 있고, 2개, 3개 빼야 된다는 곳도 있는데 왜 이렇게 다른거죠?'
'교정할 때 아픈 건 어떤 느낌인가요?'
'확장 장치라는 거 하면, 얼굴 커지는 거 아니에요?'

치아교정 상담 때 뿐만 아니라 평소에 주변 지인들로부터도 많은 질문들을 받곤 했습니다.
한편으론 '아 그런게 궁금할 수 있구나' 싶기도 하고 때론 '그런건 너무 당연해서 알고 있을거라 생각해 말 안했는데..' 싶은 경우도 있었지요.

치아교정은 평생 받지 않거나, 받더라도 대부분 일생에 한 번 정도 경험하는 치료입니다. 내과나 이비인후과, 피부과 진료처럼 살아가며 수시로 반복해서 경험하는 것이 아니지요. 그러다보니 너무 낯설고 짐작하기가 쉽지 않으며 주변으로부터의 경험담에 내 케이스를 대입하기도 힘듭니다. 사람은 일생에 처음이자 한 번 뿐일 경험에 궁금증과 설렘 또 두려움을 갖습니다.

치아교정은 치과 분야 내에서도 특수성이 있고, 많은 치과의사들에게도 꽤 낯선 분야입니다. 그러니 환자분들 입장에서는 얼마나 낯설고 궁금한 게 많을까요? 치아교정에 관심 있는 분들이 무엇을 궁금해 하면 좋을지, 또 궁금한 부분에 대해 어떻게 설명하면 좋을 지 고민하다 이번 책을 쓰게 되었습니다.

   치과교정과 전문의인 저도 20년 전인 대학생 때 교정 치료를 받았습니다.
   그 때를 떠올려보면, 저는 치아교정은 커녕 치과치료 자체에 대해 아무것도 몰랐었고 무엇을 궁금해 했는지도 기억이 나지 않습니다. 또 무엇을 알고 싶어해야 하는지도 몰랐었습니다. 그저 제 교정이 언제쯤 끝나는지만 계속 물었던 것 같네요. 그게 지금 제가 환자분들에게 가장 자주 듣는 질문이지만요.

   인터넷, SNS상에 많은 정보들이 있는 시대이고, 치아 교정에 관해서도 제가 아무것도 모르고 교정치료를 받았던 20년 전과는 비교할 수 없이 많은 정보들이 올라와 있습니다. 흥미성 위주로 너무 가볍거나 다소 정제되지 않고 현혹하는 정보도 넘쳐나는 것 같습니다. 아무쪼록 이 책이 연령과 무관하게 치아교정을 고민하시는 분들, 또 어린 자녀를 둔 분들께 좋은 길잡이가 되었으면 합니다.

2024년 여름
서울특별치과교정과의원 대표원장 **김상무**

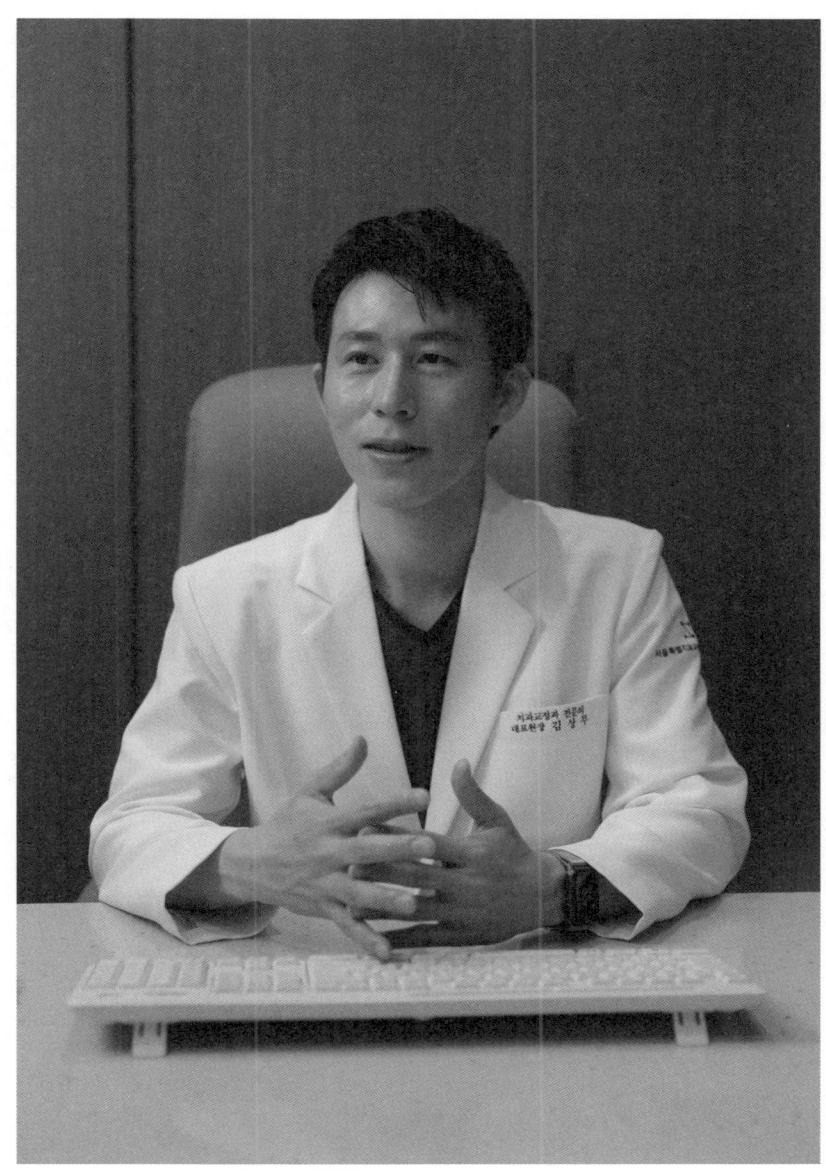

| 추천사 |

    치아 교정에 관심이 있거나 현재 교정 치료를 받고 있는 분들이 가진 궁금증을 일반인들도 알기 쉽게 풀어낸 책, 『특별한 치아교정 이야기』을 추천합니다.
    치아 교정은 고르고 바른 치열을 만들기 위해 2년 이상의 긴 시간이 필요한 장기적인 과정이며, 이 과정에서 다양한 질문과 어려움이 생기기 마련입니다. 이 책은 이런 궁금증에 대한 명확한 답변을 제공하여, 치아 교정에 관심이 있는 분들이라면 한 번쯤 읽어볼 가치가 있습니다.

서울대학교 치의학대학원 예방치학교실 교수 **진보형**

    치아 교정은 많은 부정교합 환자들에게 올바른 저작활동을 할 수 있도록 도와주는 중요한 치료이지만 요즘 같은 정보화 시대의 부작용으로 인터넷 상에 부정확한 정보들이 남발되고 있는 것을 보게 된다. 이 책은 넘쳐나는 정보 속에서 그릇된 정보를 걸러주고 치아 교정에 대한 핵심적인 정보들을 알기 쉽게 독자에게 전달해 준다. 저자는 풍부한 임상 경험과 이론을 겸비한 치아교정 최고의 전문가이다. 이 책은 일반 독자들은 물론 치아교정을 전공하지 않은 다른 치과 의사들에게도 치아 교정에 대한 기본적인 길라잡이가 되리라 생각한다.

서울대학교치과병원 구강악안면외과 교수 **권익재**

치과보철학을 전공한 치의로서, 교정학전공을 하지 않은 치과의사들이나 교정환자들에게 적당한 수준의 정보를 전달할 치과교정학 임상서적이 있었으면 좋겠다는 생각은 늘 해오고 있었다. 30년을 함께하며 내가 알고 있는 저자의 선한 품성과 스마트한 직관력과 귀한 영감이 페이지마다 녹아 담긴 저술 『특별한 치아교정 이야기』은, 현대 치과교정학의 개념을 쉽고 명료하게 정의해준다.

김용호 (前, 서울대학교 치과병원 보철과 교수)

최근 치아교정 장치나 치료 기법들이 다양해지고, 어린이부터 중장년층까지 교정치료가 많이 대중화 되었습니다. 그런데도 진료실에서 상담을 하다 보면 교정치료에 대해 온오프라인에서 비전문가에게 접한, 근거가 부족한 카더라 식의 오해들을 많이 가지고 계심을 느낍니다. 저를 비롯한 전문가들의 게으름으로 치아교정에 대해 내용을 제대로 알리는 일에 소홀하지 않았나 반성하게 됩니다.

저의 고등학교, 대학교 후배이자 같은 전공을 가진 치과의사 동료로 30년 가까이 지켜봐 온 김상무 원장의 전문성과 성실성, 그리고 누구보다도 높은 열의가 담긴 이 책이 발간됨을 무척 기쁘게 생각합니다. 교정치료에 대해서 상세하면서도 여러 삽화를 곁들여 아주 쉽게 기술한 이 책을 통하여, 단점보다 장점이 훨씬 많은 치아교정에 대한 궁금증이 대부분 해소될 거라 기대합니다.

치아교정 치료 중이거나 고민하시는 분들, 또는 막연히 치아교정을 생각하시는 모든 분들께 이 책을 추천합니다.

서울41치과교정과치과의원 원장/치과교정과 전문의 김지환

전문적인 지식과 풍부한 경험을 환자들의 언어로 풀어낸 이 책은, 교정 전문의로서도 배울 점이 많으며, 교정에 관심있는 분들에게 더욱 큰 도움이 될 것입니다. 치아교정에 대해 인터넷 검색이나 지인의 이야기에서 얻은 오지식 또는 막연한 불안감을 가지던 분들에게 친절하고 명쾌한 가이드가 되어줄 것이라 확신합니다.

서울이바른치과교정과치과의원 원장/치과교정과 전문의 곽재현

이 책은 교정치료를 받고있거나 받을 예정인 환자들이 대부분 궁금해하고 또 알고 있으면 좋을 만한 주제와 질문들로 구성되어 있다. 그리고 교정환자들이 제일 고민하고 두려워하는 점들에 대해서도 짚고 있으므로 교정환자라면 누구나 한 번씩 읽어보면 좋을 책이다.

김앤박 치과교정과치과의원 원장/치과교정과 전문의 김성곤

김 원장님이 집필한 이 책은, 저자의 깊이 있는 지식과 풍부한 임상 경험이 녹아 있어, 교정치료를 앞둔 환자들에게 필수적인 정보를 제공하며, 교정에 대한 이해를 더욱 깊게 만들어 줄 최고의 가이드가 될 것입니다.

맥스 구강악안면외과치과의원 원장/구강악안면외과 전문의 박재봉

치아교정은 많은 치과의사들에게도 제법 낯선 분야입니다. 치아교정을 생각하는 고객분들에게는 더욱 그러할 것입니다. 블로그, 유튜브, 인스타그램 등에는 가벼운 지식들이 난무합니다. 김상무 원장이 집필한 이 책은 치아교정에 관해 궁금한 여러 주제들에 대해 결코 가볍지 않게, 하지만 대중들이 알기 쉽게 잘 풀어낸 책입니다. 환자분들 뿐 아니라 교정에 관심 있는 치과대학생들게도 일독을 권하고 싶습니다.

서울포인트치과의원 원장/치과보철과 전문의 백창현

처음엔 누구나 다 계획이 있다.
그러나 그 계획을 현실에서 이루어 내고 환자를 만족시켜줄 수 있는 이론과 임상 경험을 모두 갖춘 치과의사는 많지 않다. 김상무 원장님의 이 책은 환자 입장에서 교정 치료에 대해 궁금한 이론과 실제를 알

기 쉽게 설명해주고 있다. 교정 치료 기간 동안 이 책과 함께 한다면 환자 입장에서는 불안함을 줄이고 믿음과 확신을 가지고 교정치료를 받을 수 있을 것이라 생각한다.

서울제이치과의원 원장/치과보철과 전문의 허경회

며칠 전 아내가 말했다. "치과에서 애들 교정하는 거 고려해봐야겠다는데... 혹시 여보 아는 거 있어?". 본인은 교정을 받아본 적이 없다. 그래서 교정치료의 효과, 부작용 등에 대해서 알지 못했다. 반면 아내는 교정치료를 받았었다. 하지만 어릴 때 부모님의 손에 이끌려가서 교정치료를 받은 거라 정확한 정보도 없었고 그로 인해 교정치료에 대해 막연한 불안감을 가지고 있었다. 이런 상황에서 마주치게 된 이 책은 초등학교 저학년, 고학년 두 자녀를 두고 있는 우리 부부가 가지고 있는 교정치료에 대한 불안감을 해소해 주는 가뭄의 단비와 같은 존재였다. 그 누구보다도 우리 부부와 같이 교정치료를 해야하는 자녀를 두고 있는 학부모에게 추천해 주고 싶은 책이다.

김포시의사회 총무이사/정형외과 전문의 박정호

교정을 잘 하시는 치과 선생님도 많이 계십니다. 교정에 대해 잘 알려주실 수 있는 치과 선생님도 많이 계십니다. 하지만 교정을 잘 하시면서 잘 알려주시는 치과 선생님은 김상무 선생님이 유일할 것 같습니다. 잘 알아서, 잘 진료해주시고, 잘 설명해주시는 선생님이 쓰신 책입니다.

건국대학교 전기공학과 교수 이두희

치아 교정은 단순히 외모를 개선하는 것 이상으로, 삶의 질과 전반적인 건강에 깊은 영향을 미친다고 생각합니다. 중학교 시절, 저는 대학병원에서 교정을 받았지만 1년이라는 짧은 교정 기간과 부족한 사후 관리로 인해 시간이 지나면서 치아가 다시 틀어지는 경험을 했습니다. 이 경험을 통해 교정치료 끝내기를 너무 서두르지 말 것과 꾸준한 관리의 중요성을 절감하게 되었고, 이는 교정을 고민하는 다른 분들에게 꼭 전하고 싶은 부분입니다.

『특별한 치아교정 이야기』의 저자, 김상무 원장은 고등학교와 대학교 시절부터 절친한 친구로, 지적이고 친절하며 꼼꼼한 성격을 갖춘 인재입니다. 반도체 회로 설계에서 작은 디테일이 전체 시스템의 성능을 좌우하듯, 김상무 원장은 교정 치료에서 환자의 작은 불편함과 고민을 놓치지 않고 세심하게 챙깁니다. 특히, 김 원장 역시 교정치료를 받은 바 있어 환자의 마음을 누구보다도 깊이 이해하고 있을 것이라 생각합니다.

이 책은 교정의 기본 원리부터 통증 관리, 사후 관리까지 여러 부분에 대해과학적이고 체계적으로 설명하여, 독자들이 교정 치료에 대해 잘 이해하고 준비할 수 있도록 돕습니다. 반도체 회로 설계에서 정확한 설계와 철저한 관리가 필수적이듯, 치아 교정에서도 정확한 진단과 꼼꼼한 관리가 성공의 열쇠일 것이라 봅니다.

교정을 계획 중이거나 이미 시작한 분들께, 이 책은 든든한 안내서가 될 것입니다. 김상무 원장의 전문성과 환자를 향한 세심한 접근이 담긴 이 책을 통해, 교정 과정에서의 어려움을 보다 쉽게 극복하고, 건강하고 아름다운 치열과 외모를 유지하는데 큰 도움이 되길 바랍니다. 저의 친구이자 최고의 교정전문의인 김상무 원장을 믿고, 이 책을 진심으로 추천합니다.

강원대학교 전자공학과 교수 **권구덕**

과학고, 카이스트 시절 같은 전공을 하며 비슷한 길을 걸었던 친구, 이제는 다른 분야에서 각자의 길을 걷고 있지만 어디에서든 그 성격(?)을 발휘하여 열심히 무언가를 이루어낼 것이라 생각하고 있었다. 그러던 중 책을 발간하게 되었다는 소식을 들었을 때 역시라는 생각과 함께 지금 이 친구가 하고 있는 치과교정이라는 분야가 어떤 것인지 궁금증이 생겨 읽어보았다.

　당연히도 지금 나의 분야가 아니라 모든 것이 새롭고 낯설지만 대중서를 지향하면서도 전문성의 무게도 떨어뜨리지 않고 있다는 느낌이 들었다. 아무래도 가벼운 의학지식이 난무하는 세상에서 이런 책도 필요하겠다는 생각이 든다. 정말 치아교정을 진지하게 고민하고 있는 사람에게는 더 적합하겠다는 느낌과 함께. 친구 김상무 원장의 앞길을 응원하며, 이 책이 치아교정을 고민하는 분들께 좋은 길잡이가 되기를 바란다.

한국외국어대학교 경영대학 교수　이창준

| 목차 |

서문 _3
추천사 _6

특별한 치아교정 이야기

01. 교정치료와 통증
- 치아가 힘을 받아 움직이기 때문에 일어나는 통증 _22
- 어떤 특정 치아가 시리고 아픈 경우 _23
- 턱관절 통증 _24
- 잇몸이 부어서 아픈 경우 _26
- 철사 빠짐, 찔림, 장치의 파손 등에 의한 통증 _28

02. 치아교정과 성형
- 치아교정은 성형인가? _32
- 다른 성형수술과 함께 고려해야 할 것? _34

03. 재교정과 역교정
- 재교정 할 일은 왜 생기는가? _40
- 비발치 교정 후 재교정 하려는 경우 _40
- 발치 교정 후 재교정 하려는 경우 _41
- 교정치료 후 재발하여 재교정 하려는 경우 _44
- 그 외의 재교정 경우들 _47

04. 치아교정에 필요한 기간
- 얼마나 빨리 끝날 수 있을까? _50
- 치아교정의 기간은 의외로 거의 정해져 있습니다 _52
- 치아교정 기간을 짧게 할 수 있다는 광고 등에 현혹되지 말았으면… _53
- 부분 교정이나 매복치 교정, 그리고 수술 교정은 얼마나 걸리나요? _55

05. 교정진단 feat. 정밀검사
- 정밀검사. 뭘 하는걸까? _58
- 교정진단 – 나를 분석한다는 것. _63
- 어디까지 분석하는 걸까? _63

06. 유지장치, 대체 언제까지 해야 하는건가?
- 교정치료의 기간이란? 유지기간도 포함인가요? _66
- 그럼 별도라는 유지기간은 얼마나 긴가요? _67
- 뭔가 애매~한 느낌의 유지장치.. 교정 안끝나는거 아니야?? _69

07. 브라켓의 종류, 클리피씨 교정, 데이몬 교정 그게 뭐가 다른가요?
- 많이 보이는 클리피씨 교정, 데이몬 교정. 그게 뭐죠? _74
- '자가 결찰 브라켓'이 좋다던데요? _78

08. 교정할 때 발치..꼭 해야 하나요?
- 발치교정으로 진단한 경우는 정말 발치가 필요합니다. _82
- 발치교정이 필요한 가장 큰 이유 – 공간 부족 _85
- 마술은 없다. 모두 트릭일 뿐 _86
- 발치교정 케이스가 맞는데 비발치로 치료하게 되면 어떻게 되나? _87
- 비발치교정 케이스인데 발치를 해서 치료하게 되면 어떻게 되나? _93

09. 설측교정/콤비교정이란 어떤건가요?

- 설측교정이 뭐에요? _98
- 설측교정은 왜 생겼나요? _99
- 설측교정을 하면 어떤 점이 좋은가요? _99
- 설측교정의 단점은 없나요? _101
- 설측교정은 모든 케이스에 가능한가요? 또 치료기간이 더 걸리게 되는 것 아닌가요? _103
- 눈에 안 띄는 교정법으로 투명교정도 있는데 어느 게 더 낫나요? _103
- 콤비교정이란 것도 같이 소개하는 곳이 있던데요? _104

10. 1차교정의 의미

- 1차교정이란? _108
- 1차교정은 꼭 필요한가요? _109
- 1차교정은 어디까지인가요? 어디서부터 2차교정인가요? _114
- 1차교정은 언제 시작해야 하나요? 구강검진에서 빨리 가보라고 했어요. _115
- 1차교정의 최대 무기 – 성장 _116

11. 투명교정

- 투명교정이란? _120
- 투명교정은 왜 생겼을까요? _121
- '투명치과' 사태, 그리고 투명교정의 한계 _123
- 투명교정의 발전 – 미국 I 제품과 국내 업체들의 추격 _124
- 투명교정은 어떤 과정으로 진행되나요? _126
- 투명교정에서 치과의사는 뭘 하는 걸까? _129
- 투명교정이 적합한 케이스 _133
- 설측교정과의 한판 싸움 _134

12. 수술교정

- 수술교정이 뭔가요? 어떤 때 하게 되나요? _138
- 어떤 수술을 하게 되나요? _141
- 꼭 수술을 해야 하나요? 그냥 교정만 하면 안되나요? _143
- 수술이 위험하지 않나요? _144

13. 미니스크류 : K-교정의 최대무기

- 미니스크류란? _146
- 미니스크류를 쓰면 어떤게 좋은가요? _148
- K- 교정의 최대 무기 _149
- 미니스크류의 식립 및 제거 과정. 아프지 않나요? _150
- 부작용이나 주의사항은 없나요? _152

14. 악궁확대(확장)장치

- 악궁확대장치, 그게 뭐고 대체 왜 필요한가요? _156
- 하지만 무분별하게 사용되어서는 안됩니다. _158
- 치과마다 여러 종류의 장치가 있던데 뭐가 다르고 어떤게 좋나요? _159
- 사용법이 어렵다던데요? _160
- 얼마나 오래 해야 하나요? _161

15. 부분교정- 결코 부분적이지 않은 교정

- 부분교정은 언제 하면 좋을까요? _164
- 전치부 부분교정 _165
- 어금니 부분교정 _166
- 부분교정. 생각보다 만만하지가 않습니다. _169
- 부분교정은 더 신중히 생각해야 합니다. _171

16. 치아교정과 사랑니
- 교정치료와 사랑니가 상관이 있을까? _174
- 교정 치료 후 사랑니가 맹출하면서 밀면 재발한다던데요? _175
- 교정할 때 사랑니가 있으면 다른 이들이 움직이는데 방해가 된다던데요? _177
- 나중에 교정할 때 쓸 수 있다고 사랑니 빼지 말라던데요? _177
- 교정 치료 전에 사랑니가 있다는 것은 알았습니다. 당장 뺄 필요는 없다고 들어서 그냥 교정을 시작했는데요, 언제쯤 빼는 게 좋을까요? _180

17. 무턱교정의 진실
- 무턱, 교정으로 고칠 수 있나요? _182
- 정말 이 방법대로면 수술 없이 무턱을 고치겠는데요? _187
- 과한 기대는 금물. 다른 방법도 생각하자. _188
- 무턱을 고치려면 원칙적으로 양악수술이 필요한 건 알겠습니다. 그리고 교정만으로 효과가 제한적인 것도 이해했습니다. 하지만 또 다른 방법은 없을까요? _189

18. 중장년 교정
- 중장년도 교정이 가능한가요? _192
- 정말 아무 차이가 없나요? _195
- 전 연령대가 가능한 교정치료라고 설명하고서 중장년 교정의 단점과 제한점(?)을 나열하여서 의아하실겁니다. _199

19. 임플란트와 치아교정
- 임플란트와 치아교정의 특징과 관계 _202
- 치아교정을 해야 하는데 이미 임플란트를 한 곳이 있다면? _203
- 그럼 임플란트가 이미 있는 상황에서 교정치료는 힘든 것인가요? _205
- 교정치료를 하려는데 임플란트를 해야할 곳이 있다면? _208
- 임플란트가 교정치료를 유리하게 하는 경우도 있습니다. _212

20. 급속교정
- 급속교정이란? _214
- 급속교정을 한다는 곳은 어떤 방법을 이용하나요? _215
- 교정 기간을 단축하려는 시도는 예전부터 있어 왔습니다. _222

21. 교정치료와 다양한 상황들 – 유학, 군대, 결혼식, 장기간 여행 등
- 교정치료를 고민하게 하는 다양한 상황들 _226
- 유학이나 군대 등 정기적 내원이 힘들거나 내원 간격이 길 경우 _227
- 결혼식이나 졸업식 사진 촬영이 있는 경우 _228

22. 교정으로 대박 날 얼굴 / 예뻐지기 힘든 얼굴
- 성형으로 대박나는 케이스? 교정으로 대박나는 케이스?! _232
- 얼굴을 측면에서 보았을 때 앞뒤길이가 길면서 돌출입인 유형이 발치 교정을 통해 예뻐지는 효과가 큰 것 같습니다. _233
- 반면 옆 얼굴의 앞뒤길이가 짧아 얼굴이 평면적이고 아래턱이 큰 타입일수록 발치 교정을 하든 비발치 교정을 하든 외모의 개선 효과가 떨어집니다. 또 얼굴의 길이가 길수록 더욱 그렇습니다. _234
- 그런데 이런 유형이 동양인 특히 동(북)아시아인에게서 잘 나타납니다. _236
- 무턱경향이 강해서 돌출형이 아님에도 돌출감을 호소하는 분들의 경우도 교정으로 외모의 개선이 힘듭니다. _237
- 예뻐진다는 것. 미적기준과 감각 그리고 교정치료의 한계 _238

특별한 치아교정 이야기

01

교정치료와 통증

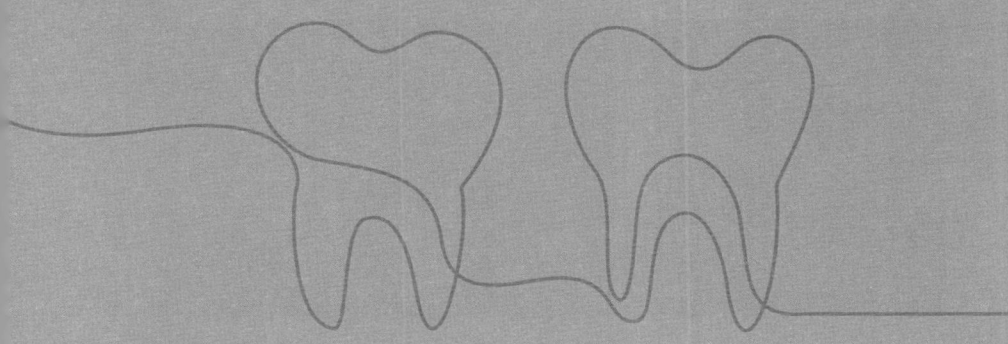

01 교정치료와 통증

🦷 치아가 힘을 받아 움직이기 때문에 일어나는 통증

교정치료에서 느끼게 되는 가장 기본적이고 흔한 통증입니다. 브라켓이라는 장치를 붙이고 철사를 넣게 되면, 이제 치아들은 철사들이 펴지려는 힘에 의해 자극받게 됩니다. 치과에서 철사를 넣는 순간 그런 힘을 느낄 수 있는데, 가장 불편함을 느끼는 것은 보통 자고 일어난 그 다음날부터입니다. 제법 불편감을 느끼는 것은 처음 2~3일이고 잔잔한 불편감 및 통증은 1주일정도 지속됩니다. 그 이후에는 적응하게 되지요.

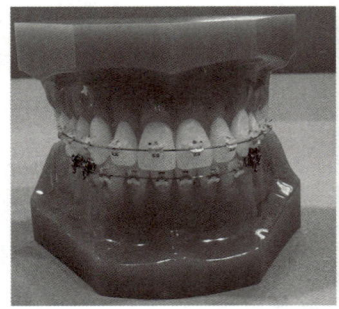
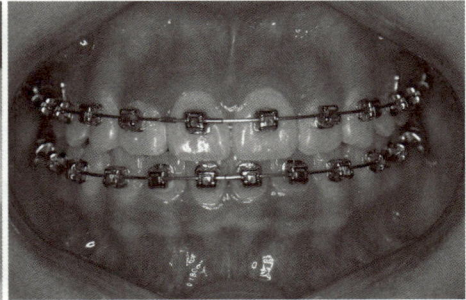

다만, 약 한달 후 다시 내원하여 더 두껍거나 강한 철사로 바꾸게 되면 그 과정이 다시 반복됩니다. 치과에 다녀온 후 1주일 정도는 조금씩 불편하고 나머지 3주 정도는 편안합니다. 하지만 매달 반복되는 이런 패턴에도 몸은 적응하여 나중에는 처음 교정치료를 시작했을 때보다 훨씬 수월하게 느끼게 됩니다.

이렇게 브라켓-와이어(철사)가 들어가는 교정치료에 있어서 이런 통증 및 불편감은 아주 당연하게 발생하게 되며 사람마다 차이는 있지만 진통제를 먹을 정도는 아닙니다. 혹시 많이 불편하면 아세트아미노펜(타이레놀) 등을 며칠 복용할 수도 있지만 그런 정도라면 치과에 내원하여 장치를 조절하여 힘을 좀 빼주는게 좋을 수도 있습니다. 치료 진행을 너무 서두르지 않는 것이 좋겠지요.

어떤 특정 치아가 시리고 아픈 경우

교정 치료 중 이런 경우도 자주 보게 됩니다. 철사를 넣은 직후에 치아 전체가 뻑적지근한 느낌은 알겠고, 1주일정도 시간도 지난거 같은데, 어떤 특정 치아 한 두 곳만 계속 아픈 경우, 그리고 그 아픈느낌이 시린듯 아픈경우, 찬물에도 더 민감해진 것같은 경우인데요. 충치가 생겨서 그런것 아닌가 걱정하며 물어보시는 경우가 많습니다.

그러나 충치때문인 경우는 매우 드물고 교정장치에 의해 그 특정 치아에 힘이 과도하게 걸린 경우가 대부분입니다. 원래 치아가 심하게 틀어진 부위라서 철사가 더 변형되며 들어가 있는 경우거나 치아가 좀 솟아오르는 쪽으로 움직이면서 씹을때 맞닿는 치아에 의해 계속 과도한 힘을 받게 되는 경우입니다. 전문적인 용어로 TFO(Trauma From Occlusion)이라고 하는 경우인데요, 교정치료에서는 흔히 있을 수 있으며 또 어떤 치아는 교정을 하여 제 위치에 오기 위해선 다른 치아보다 조금은 더 큰 힘을 겪어야 할 수 밖에 없기도 합니다.

하지만 이때도 마찬가지입니다. 무작정 참거나 진통제를 복용하는 것이 아니라 조금 천천히 교정치료를 진행하더라도 그 치아에 힘을 더 약하게 주거나 일시적으로 힘 주는 것을 쉽게 해주어야 합니다. 교정치과에서 그런 조정을 받는 것이 좋습니다. 그러면서 드물지만 혹시나 있을 충치 등 다른 원인은 없는지 점검하는 것이지요.

턱관절 통증

교정 치료 중 턱이 아프거나 소리가 난다고 느끼는 경우도 심심치 않게 발생합니다. 이 때 가장 중요한 것은 원래부터 턱관절이 좋지 않은 부분이 있었는가입니다. 교정치료 전 턱관절의 점검은 매우 중요한 포인트 중 하나입니다. 교정 치료가 턱관절 증상을 만들거나 악화시키는 것은 아니라는 연구결과가 나와 있긴 하지만 그래도 사전에 점검하여 턱관절 치료를 완료하거나 턱관절 증상이 있다는 것을 알고 교정치료를 진행하는 것이 환자분에게도 교정과 의사에게도 좋습니다.

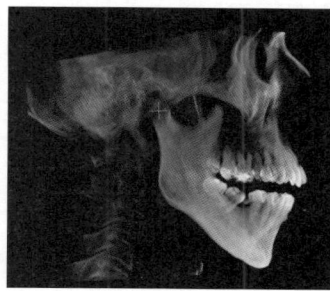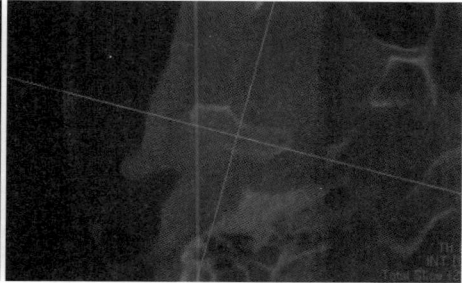

턱관절 자체에 원래 문제가 있는 경우는 다른 주제에서 다루기로 하고, 별 이상이 없지만 교정치료를 진행하면서 귀 아래 쪽 턱관절이 아프거나 씹는 근육이 아픈 느낌이 드는 경우가 이따금씩 있어 여기에 대해 이야기 하려 합니다.

이런 경우 턱관절, 그러니까 뼈와 뼈가 맞닿은 관절에 정말로 무슨 이상이 생긴게 아니라 대부분 턱근육에서 일어나는 통증입니다. 턱근육에 쥐가 났다고 생각하시면 비슷할 것 같습니다.

교정치료에 의해 치아들이 움직이면서 이가 맞물리는 관계, 교합관계라고 하는 것이 바뀌는데 이 변화에 적응하는 것에 좀 애를 먹으면서 일어나는 것입니다. 아주 미세한 변화라 하더라도 원래 맞물리는 관계에서 바뀌게 되면 내가 무언가를 씹거나 입을 다물고 그냥 편안히 있는 것도 생각 같지 않게 되고 심지어 자면서 나도 모르게 이를 더 꽉 물거나 이를 갈게 되는 경우도 생기게 됩니다.

즉 변화에 적응하는 과정에서 자연히 생기는 일인데, 그 시간이 길어지면 당사자 입장에서는 괴로울 수 있지요. 턱관절 물리치료나 찜질 등을 해 주는 것도 좋지만 근본적으로는 새롭고 편안한 치아 맞물림으로 적응할 때까지 기다리는 것, 그리고 많이 힘든 경우 치과에서 장치의 힘을 좀 줄이는 조정을 받는 것입니다. 너무 걱정하지 않으셔도 좋습니다.

🦷 잇몸이 부어서 아픈 경우

이 경우도 교정치료 중에 충치가 생겨서 그러는 것 아닌지 많이들 걱정하십니다. 앞니쪽 뿐 아니라 작은어금니 쪽, 그리고 맨 뒤 어금니쪽까지 부위를 가리지 않습니다. 가장 흔한 원인은 청결상태를 잘 유지하지 못한 것입니다. 교정 장치를 붙이게 되면 음식 찌꺼기가 달라붙기 쉬워지고, 또 그 찌꺼기가 빠지기는 힘든 구조가 생기는데다 심지어 양치를 구석구석 잘 하기도 힘들어집니다. 그러면 잇몸이 빨갛게 붓게 됩니다. 물론 이런 상태가 오래 지속된다면 충치도 같이 생길 수도 있겠지요. 하지만 지금 당장 느끼는 통증은 충치가 아니라 잇몸이 부은 것 때문입니다.

교정치료를 시작하게 되면 양치를 잘 할 것을 교육도 하고 꼭 당부를 드리지만, 사실 원래부터 양치하는 것에 능숙하지 않은 상태였다면 교정장치를 붙이고 나서부터 잘한다는 것은 어불성설입니다.

교정장치를 부착한 상태에서 잘 닦을 수 있는 칫솔, 또 잘 닦는 노하우

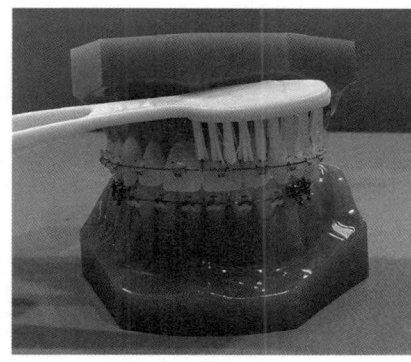 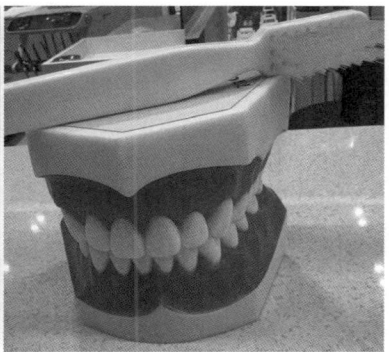

등을 가르쳐 드리지만 원래 교정하기 전 상태에서 잘 닦는 요령 및 습관이 필요합니다. 기초 문제에 강해져 있어야 난이도 높은 문제(교정장치 부착 후 양치)에도 빨리 익숙해지는 것이지요.

 또 잘 닦는다 해도 일시적으로 잇몸이 빨개지고 붓는 것을 어느정도 감내할 수 밖에 없는 경우도 제법 있습니다. 치아의 머리 부분이 짧거나 해서 교정장치를 잇몸 가까이 붙일 수 밖에 없는 경우는 장치가 잇몸을 약간 누르게 되고 잘게 부숴진 음식찌꺼기가 더 잘 붙어 있을 수 밖에 없습니다.

 그 외에 묻혀 있는 매복치를 꺼낸다거나 확장장치를 추가로 쓴다거나 해서 쓰이는 장치가 추가되면 그로 인해 잇몸을 자극하는 일이 어느정도 일어날 수 밖에 없는 경우들도 있습니다. 할 수 없이 그러한 장치를 포기하고 다른 방법으로 전환하는 경우가 아니라면 빠른 시간 내에 그 장치의 역할을 마치고 다음 단계로 넘어갈 수 있는 것이 좋겠습니다.

🦷 철사 빠짐, 찔림, 장치의 파손 등에 의한 통증

교정 치료 중에 넣어 놓은 철사가 브라켓에서 빠지거나 브라켓이 떨어져서 철사 끝이 덜렁거리는 경우, 그 끝부분이 잇몸을 자극하거나 찌르는 경우가 생기게 됩니다. 딱딱한 것, 끈적이는 것을 씹다가 그렇게 되기도 하지만, 교정장치가 그 치아에 적당량보다 큰 힘을 걸다가 버티지 못하고 떨어져 나온 경우, 맞물리는 치아에 장치가 계속 닿으면서 떨어져 나온 경우, 철사가 과한 힘을 받다가 끊어지는 경우, 크라운이나 인레이 등 보철이 붙어 있어서 처음부터 장치의 접착력이 약한 경우 등 다양합니다.

또 교정의사마다 쓰는 테크닉에 따라 다르지만 돌출입을 고치기 위해 작은 어금니를 발치하고 치료할 때 앞니가 뒤로 이동하면서 철사 끝부분은 뒤로 빠져나가니까 그렇게 빠져나온 철사 끝부분이 잇몸을 자극하는 경우도 흔하겠네요.

이런 것들은 교정 치료 중 가장 자주 있을 수 있는 불편함인데 이러한 일이 없도록 최대한의 노력으로 치과에서 치료를 해야 하겠으나, 실은 어떻게 해도 어떤 치과에서 어떤 의사가 하더라도 어느 정도는 늘 있기 마련인 일들입니다.

우리 치과에서는 이런 불편한 경

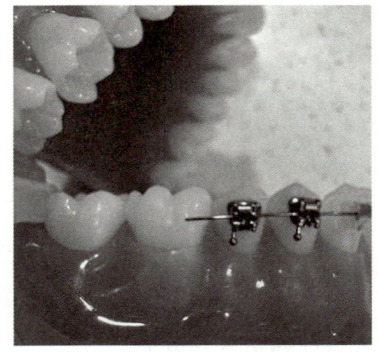

우가 절대 없고 딱 한달에 한번씩만 치과에 오면 된다라고 한다면 거짓말입니다. 아무리 고수라도 그건 불가능합니다. 되도록 다니기 쉬운 가까운 교정치과를 선택하는 것이 좋다는 것도 이러한 경우 대응을 받기 쉽기 때문입니다.

다른 부분에서 설명할 뺏다 꼈다 하는 투명교정장치의 경우, 위에서 설명한 타입의 불편 상황이 거의 발생하지 않는다는 것이 장점 중 하나입니다. 오랜기간 해외에 나가 있거나 국내에 있더라도 몇달 간 치과에 오기 힘든 상황들이 자주 있을 것 같은 경우라면 투명교정장치의 이런 장점을 크게 고려하여 선택할 수도 있습니다. 하지만 보통의 경우 뚜렷한 다른 이유가 있는게 아니라면 이런 편리성만을 이유로 투명교정장치를 선택하는 것은 좋지 않습니다.

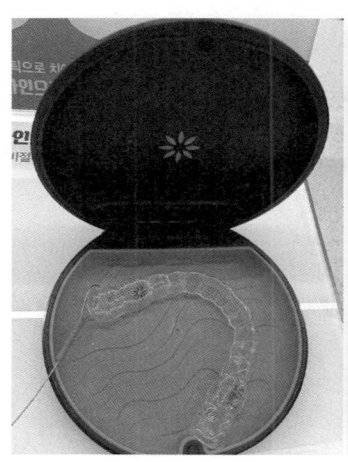
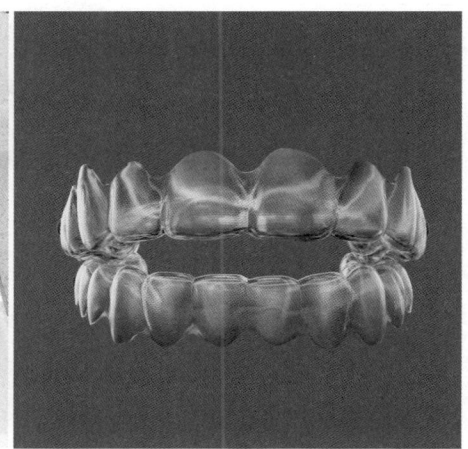

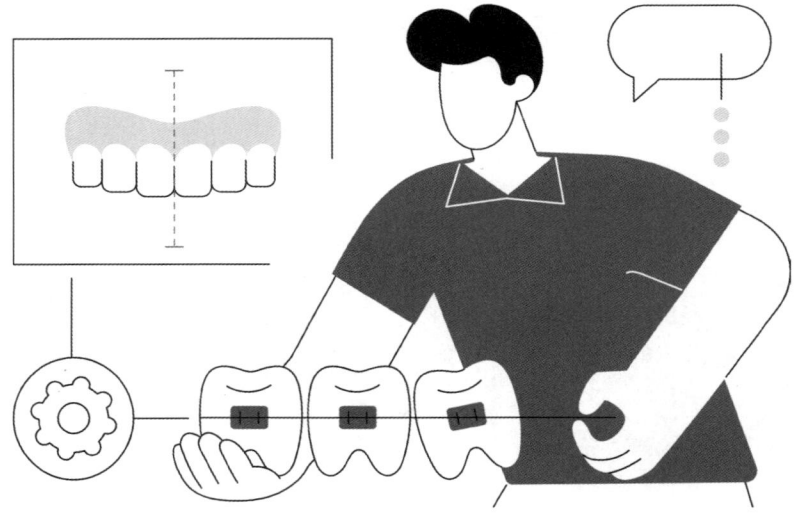

특별한 치아교정 이야기

02

치아교정과 성형

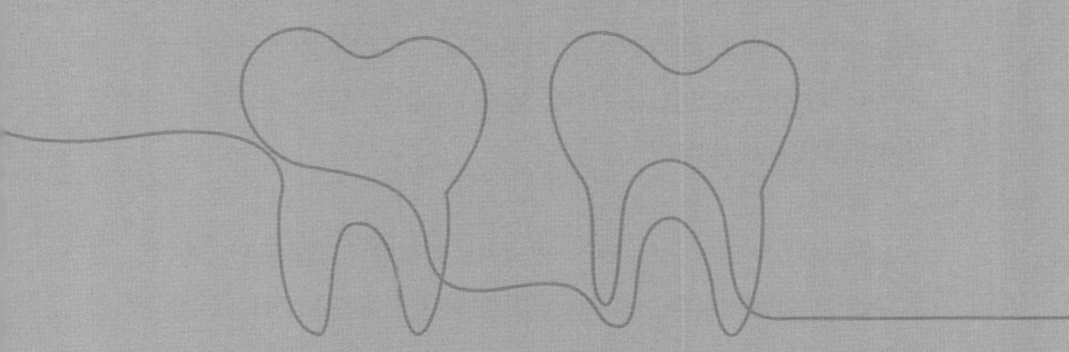

02 치아교정과 성형

🦷 치아교정은 성형인가?

한번 생각해 볼 문제입니다. 치아교정도 성형이라고 할 수 있을까요? 칼로 째고 꿰메고 또는 뭔가를 집어넣고 이렇게 하지는 않으니 성형수술은 아니지 않냐는 생각이 들기도 합니다.

그런데 치아교정도 성형이다라고 하는 사람들의 생각은 이런 것일 겁니다. 교정을 통해 얼굴/외모가 많이 나아진 경우, 그게 자연적으로 알아서 변화가 일어난게 아니라 어쨌든 의학적인 무언가(교정치료)를 통해서 얻은 것이니 성형했다고 해야 하는거 아니냐. "전 성형은 안하고 교정만 했어요~"라면서 자연미인에 가까운 행세를 하는 사람들이 아니꼽다. 이런 이유가 많지 않을까요?^^

그렇습니다. 적절한 케이스에서 교정치료로 훌륭한 결과를 얻었을 경우 다른 그 어떤 성형수술보다 더 놀라운 외모의 개선을 보이기도 합니다. 제 개인적인 생각입니다만 치과교정치료가 '수술'은 아니지만 '성형(plastic)'의 특성은 충분히 가질 수 있고 생각하기에 따라 성형외과 등에서 이루어지는 다른 성형수술보다도 어쩌면 더 진정한 의미의 '성형'을 이루어 낸다고 봅니다.

우리말로 성형이라고 하는 plastic의 의미는 '가소성' 변화인데, 이는 어떤 물체가 반죽같은 성상이 되어 원하는 어떤 형태로 변화하는 것을 뜻합니다. 그렇게 보면 어딘가를 잘라내고, 찢고, 꿰매어 고정시키고, 보형물을 넣고 그런 방법으로 얼굴이나 신체를 변화시키는게 아니라 치아 이동에 따라 치아 주변의 뼈들이 반죽처럼 자연스레 따라서 변화(리모델링)하며 새로운 얼굴형태가 되게 하는 것이야 말로 진정한 성형(plastic, 가소성) 아닐까요?

소위 의느님이라고 불릴 정도로 뛰어난 실력을 발휘하셔서 세계를 깜짝 놀라게 하는 우리나라 성형외과 선생님들의 일을 낮추어 보는 것이 아니라, 이런 특성에서 치과교정치료의 장점을 어필하고 싶어 설명을 드립니다.

치과교정치료를 통한 안모의 변화는 치아의 움직임에 따라 긴 시간에 걸쳐 치아 주변의 뼈들이 변하고, 그 뼈들에 붙은 근육 및 살 (연조직)도 따라서 변하게 하는 자연스럽고 영구적인 변화입니다.

그렇게 변화한 얼굴은 나이가 들어간다고 해서 예를 들면 삽입한 보형물 등이 문제를 일으키거나 잘라내거나 이어 붙인 뼈 부분이 부자연스러워지거나 하는 일이 없습니다. 온전히 새로운 내 얼굴이 되는 것입니다.

물론 교정이 무슨 만능치료처럼 사람의 얼굴을 원하는대로 다 변화시킬 수 있는 것은 아닙니다. 또 다른 시술이나 치료와 마찬가지로 부작용도 존재할 수 있습니다. 다만 일어나는 변화가 연속적이고 시간과 함께 변화하며 주변 조직이 적응해 나가는 과정이라 자연스럽고 지속적으로 유지가능한 생체친화적 치료라는 점을 어필하고 싶습니다.

다른 성형수술과 함께 고려해야 할 것?

교정치료와 함께 다른 성형수술의 계획이 있거나, 또는 이미 받은 성형시술이 있다면 고려해야 할 것이 있을까요?

기왕이면 교정치료 상담 시 같이 이야기해서 여러가지를 참고할 수 있으면 좋습니다. 교정 진단 시 참고할 만한 시술로는 코수술, 턱끝 수술 또는 턱필러, 광대 및 윤곽수술이 있습니다.

이러한 수술들이 목표로 하는 부위는 교정치료로 변화시키려는 부위와는 차이가 있습니다. 하지만 첫째로 교정진단 기준점에 변화를 줄 수 있다는 점과 둘째로, 환자 분 본인이 머릿속에 목표로 그리고 있는 얼굴 모습이 보통 있게 마련이고 그 중 하나로 교정치료를 생각하는 경우가 많아 실제 어떻게 조화를 이룰지 상담이 필요하기 때문에 강조드립니다.

교정 치료를 받아서 외모 변화를 주고 싶어하는 많은 케이스가 돌출입 유형입니다. 이 때 현재 돌출의 정도, 교정 후 돌출이 개선된 정도를 재고자 할 때 E-line이라고 하여 아래 그림과 같이 코끝과 턱끝을 이은 선을 기준선으로 많이 이용하게 됩니다.

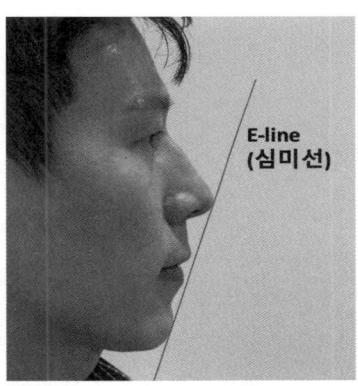

〈사진 2-1〉 제 얼굴입니다. 저는 돌출감이 있어 발치교정을 했었습니다.
그래서 지금은 E-line 기준으로 입술이 돌출되어 있지 않습니다〉

그런데 코와 턱끝의 위치를 변화 시킬 수 있는 코 수술, 턱끝 수술, 턱끝 필러 등이 되어 있거나 또는 할 예정이라면 이것과 조화를 이루는 선에서 교정치료 목표를 잡는 것이 좋겠지요. 또 이렇게 코끝과 턱끝을 이은 선을 기준으로 입술이 얼마나 나와있는지를 보는데 입술필러를 한 경우, 할 예정인 경우도 진단 목표량에 참고해야겠지요.

다음으로는 따로 다루게 되겠지만 무턱이 불만사항이어서 교정치료로 개선할 수 있는지 궁금해하는 경우입니다. 교정으로 가능하다면 교정치료로 무턱치료를 할 수 있는지, 힘들다면 그냥 턱끝 필러나 턱끝 수술을 할지 궁금해 하시거나, 이미 턱끝 필러 등을 했으나 여전히 턱끝모습이 아쉽거나 턱과 별개로 입매가 신경쓰여서 상담하고 싶다는 케이스들이 있습니다.

환자분들이 스스로 무턱이라고 생각하는 정도가 의학적 진단과 다른 경우도 많고 또 그 원인 요소도 다르기 때문에 일괄적으로 교정치료를 통해 무턱을 개선할 수 있다 혹은 없다라고 할 수는 없습니다. 다만 무턱을 이유로 어떤 시술을 하고자 희망하는 경우 교정상담을 통해 조율을 하는 것이 좋겠습니다.

또 소위 주걱턱 등의 이유로 양악수술을 병행한 교정치료를 하는 경우, 양악수술에 의해 따르는 가벼운(?) 부작용으로 코가 옆으로 넓어진다, 퍼진다하는 경향이 있어서 코수술을 병행하는 경우가 많습니다. 따라서 이때도 코를 높이고 싶다던가의 이유로 코수술도 희망하고 있었다면 양악수술때 코를 같이 시술받거나 코를 높이는 정도를 조율하는 협진을 받는다면 좋을 것입니다.

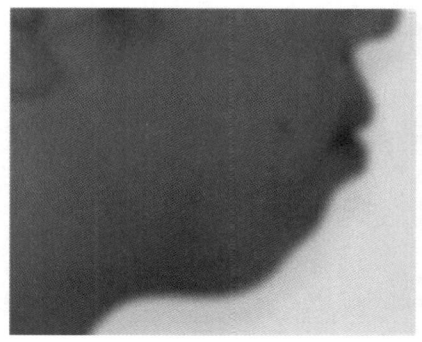
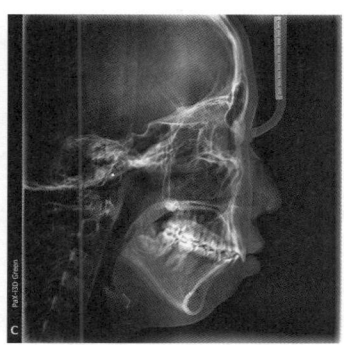
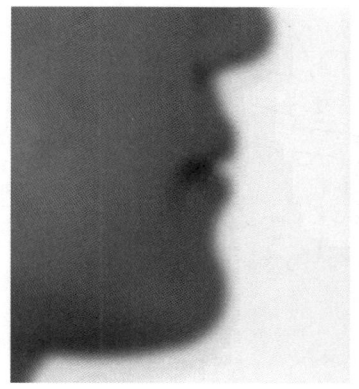
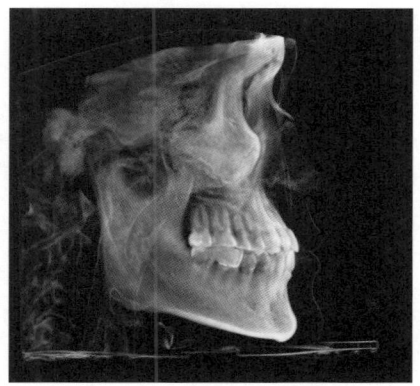

교정치료를 통해 돌출입을 개선하고자 하는 경우가 많다보니 항상 앞뒤로 들어가는 것만 생각하기 쉬운데 교정치료를 통한 안모의 변화는 3차원적입니다. 돌출입의 교정치료 때에도 입이 뒤로만 들어가는 것인 아니라 나이들어 팔자주름이 생기는 부위의 입매와 볼륨의 변화, 입술의 두께, 그리고 광대부위와의 조화도 변하므로 이를 고려해야 하겠습니다. 그래서 광대수술 및 턱운곽수술, 볼필러 등도 교정치료 시 같이 고려해 주면 좋을 시술들입니다.

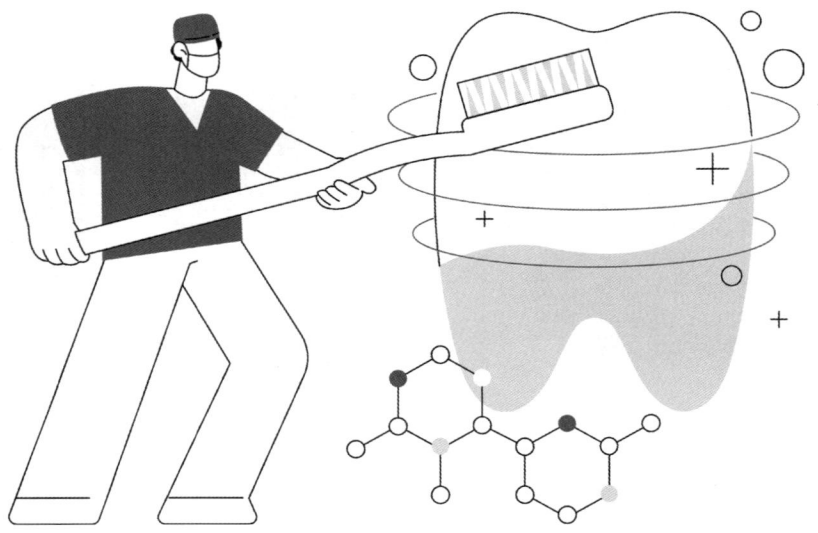

특별한 치아교정 이야기

03

재교정과 역교정

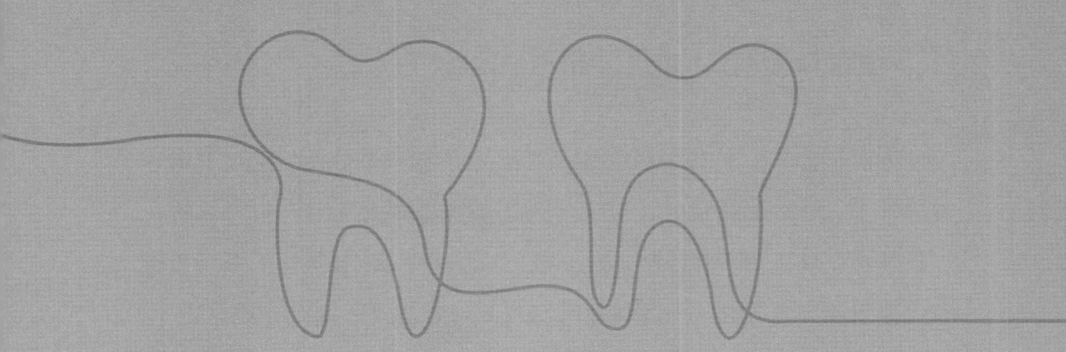

03 재교정과 역교정

🦷 재교정 할 일은 왜 생기는가?

원래 치과교정치료라는 것이 꼭 해야만 하는 것이 아니라 본인의 희망에 의해 선택하는 것이므로 재교정치료 역시 본인의 희망에 따라 결정됩니다.

예전에 교정치료를 받았던 분들이 재교정을 생각해보고 싶다하여 내원하는 경우를 보면 다음의 3가지 정도로 나눠볼 수 있습니다.

🦷 비발치 교정 후 재교정 하려는 경우

예전에 발치가 싫어서 비발치 교정을 했는데 여전히 튀어나와 보이는 입매가 신경쓰여 다시 하고 싶다. 이제는 발치를 해야 한다면 발치를 하고 교정하고 싶고, 또 어디서 요즘은 미니스크류라는 걸 심어서 뒤로 당기면 이를 안 빼고도 입이 들어간다는데 그게 된다면 그것도 생각하고 싶다.

: 발치는 누구나 피하고 싶어하다보니, 다소 무리한 비발치교정의 케이스를 많이 접하게 됩니다. 예전에 치료하신 선생님이 진단을 잘 못하여 비발치 교정으로 시도한 경우는 그다지 없고, 대부분 환자분들의 강한 요구때문에 비발치로 진행한 경우가 많습니다.

물론 발치-비발치의 경계선에 있는 케이스여서 우선 비발치로 시도해 볼만하다고 판단된 경우도 있겠지요.

이런 경우는 다시 잘 진단하여 발치의 필요성, 또는 미니스크류를 이용해 비발치로 개선할 수 있는지를 판단하고, 이전의 교정치료로 인해 치아 뿌리의 흡수가 심하지 않다면 재교정치료를 진행할 수 있겠습니다.

발치 교정 후 재교정 하려는 경우

첫번째와 반대 경우로, 발치교정을 하고 입매가 너무 들어가서 나이 들어보인다, 옥니가 되어서 재교정(역교정)하고 싶다.

이런 경우도 상당히 흔한데 참 난감한 경우입니다. 첫번째 경우에 비해 새로 어떻게 해 볼 수 있는 여지가 많이 적습니다. 어떤 곳에서는 '역교정'이라는 이름을 붙여 이런 케이스의 재교정치료를 홍보하는 곳도 있는데 학술적으로 엄밀히 역교정이라는 용어는 없습니다.

입이 너무 들어간 것이 뒤로 과하게 당겨서 그렇다는 것이니, 이번엔 거꾸로(역으로) 앞으로 치아를 꺼내는 방향의 치료에 대해 역교정이라는 이름을 붙였다는 것은 짐작이 갑니다. 그런데 이런 치료는 실제로 매우 매우 어렵고 건강을 위해서도 권장되지 않습니다.

발치를 하고 그 공간을 닫으면서 뒤로 당긴 앞니들을 다시 앞으로 미는 것은 불가능한 정도는 아니지만 우선 기술적으로 매우 어렵습니다.

그보다 더 큰 문제는 치아를 뒤로 당길 때는 치아주변을 감싸는 뼈 (치조골)가 그에 따라가지만(줄어들지만) 치아를 다시 앞으로 낼 때는 치아를 감싸는 뼈가 다시 생겨나서 치아의 앞쪽을 덮어주지는 않는다는 것입니다. 즉 치아가 뼈로 부터 돌출되게 되죠. 잇몸도 따라 내려갑니다.

이는 인체가 그렇게 생겨먹었기 때문에 어쩔 수가 없습니다. 아래턱, 위턱 모두 마찬가지입니다. 즉 역교정이라는 통용되지 않는 이름으로 불리기도 하는 이러한 재치료는 자연의 섭리를 거스르는 것입니다.

특수하게 고안된 장치를 써서 이러한 교정을 해 낼 수 있다고 하는 것은 거짓말입니다. 설사 치아들을 그런 방향으로 잘 밀어낼 수 있게 힘을 가하는 장치라고 하더라도, 말씀드렸듯 문제는 치아가, 치조골이, 우리 인체가 그러한 이동을 견뎌주지 않습니다.

그럼 이런 경우는 방법이 전혀 없는 걸까요?

다음의 경우라면 약간 개선의 여지가 있습니다.

발치 공간을 닫을 때 앞니가 쓰러지면서(경사지면서) 닫혀서 소위 말하는 옥니처럼 된 경우 앞니의 각도를 세워주어서 약간 더(정말 약간입니다) 입술이 나온 듯한 느낌을 주겠다 또는 옥니처럼 보이는 느낌을 좀 줄여주겠다 하는 정도라면 재교정치료를 해볼 수 있겠습니다. 이와 함께 입술필러, 턱필러를 같이 하여 보완하는 경우도 있습니다.

첫 교정 치료시 발치/비발치를 신중하게 판단하는 것이 제일 중요하고, 또 발치를 하더라도 앞니를 뒤로 당기는 정도를 적절하게 조절하여 원하는 정도에서 끝내게 하는 것이 정말 가장 중요합니다. 애초에 잘해야 하는 것이죠.

또 다른 경우로 40~50대 여성분의 경우(개인차가 있어 30대에도 있을 수 있습니다) 소위 노화과정으로 인해 팔자주름 부위의 피부 풍융감(볼륨감)이 줄면서 치아의 이동에 의한 것보다 더 입이 들어가 보이게 되는 경우가 있습니다.

치과 교정치료라는 것이 통상 2년이상의 긴 치료기간을 가지기 때문에 이 나이대에서는 교정치료를 하는 동안 나타날 수 있는 현상입니다. 하지만 환자분들의 경우 노화같은 이야기를 듣는 것이 당연히 기분이 좋을 리가 없기 때문에, 그리고 교정의사가 제대로 못한 것을 환자 탓을 한다는 느낌을 줄 수 있기 때문에 말씀드리기 힘든 경우가 많습니다.

교정의사의 경험에 의해 그럴 것 같은 느낌(?)이 드는 환자라면 이런 변화를 감안하여 교정치료 시 치아를 당기는 양을 줄이는 것도 가능하겠지만 솔직히 예측성이 아주 떨어집니다.

사람에 따라서 너무 차이가 있어서 교정분야에서 연구를 해도 특별히 예측성 높은 인자를 찾아내지 못했습니다. 경험과 운에 맡길 수 밖에 없는 부분도 의료에 분명히 존재한다는 것을 솔직히 말씀드려야겠지요.

아무튼 '역교정'이라는 근거 없는 용어가 유행되고 심지어 의료기관에서조차 이런 말을 쓰면서 역교정에 경험이 많다, 특수하게 고안한 장치를 써서 한다, 잘한다를 내세우는 곳도 있어 씁쓸한 현실입니다.

위에서 설명드렸듯 옥니처럼 앞니가 경사지게 쓰러지면서 당겨진 특별 경우를 제외하면 소위 '역교정'이라는 것은 인간의 생체특성상 무리이므로 추천되지 않는다는 점을 말씀드립니다. 본인의 희망정도가 얼마나 실현가능한 지 꼭 교정전문의에게 상담을 받아보시길 권해드립니다.

교정치료 후 재발하여 재교정 하려는 경우

교정치료 후 앞니가 다시 삐뚤빼뚤해졌다 또는 공간이 벌어졌다

교정에서 소위 재발 또는 회귀(Relapse)라고 부르는 현상인데 이는 매우 자연스러운 현상입니다. 치아 뿐 아니라 인체는 항상성이라는 것을 가지므로 변화에 적응하기도 하지만 변화 후 원래 상태로 되돌아가려는 성질도 가집니다.

2년여간 붙여 두었던 교정장치를 떼고 해방되던 날, 매우 기쁘면서도 유지장치라는 것을 잘 껴야 한다는 말에 실망스러웠던 기억이 있는 분들

많으실 겁니다. 교정치료를 통해 움직인 치아가 원래 상태로 돌아가려고 하니 유지 장치로 붙들어 두는 것인데 유지 장치를 얼마나 껴야 하고 효과는 어떤지는 따로 다른 글에서 설명을 드리도록 하겠습니다.

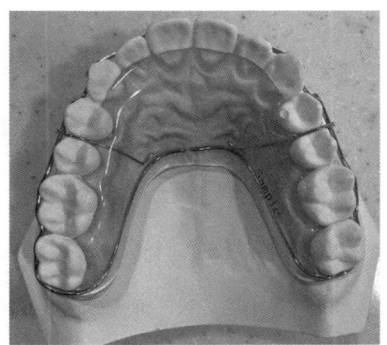

〈사진 3-1〉 교정 유지장치

그러면 결국 이가 다시 삐뚤빼뚤해진 건 유지장치 착용을 게을리 한 환자의 잘못인가하면 꼭 그렇지는 않습니다.

본인이 생각해도 유지장치를 게을리 했음을 인정하시는 분도 있고 많은 경우 그것이 원인이지만 교정치과의사의 잘못도 일정 부분 기여하는 경우가 있습니다.

총생 케이스(삐뚤빼뚤한 이)에서 발치를 해야 하는 경우인데 (누구의 의지였든) 비발치로 무리하게 진행하여 모든 치아들이 좁은 턱뼈 내에 고르게 서 있기 힘든 경우 결국 다시 치아들이 이리 저리 몸을 틀게 됩니다.

또 아래 치열의 경우 좌우 송곳니간 거리를 변화시키면 이는 재발하는 경향이 높다는 연구가 있는데, 확장장치 등을 통해 허용 범위 이상으로 변화 시킨 경우도 재발의 가능성이 높아집니다.

그런데 또 절반 정도의 케이스는 유지장치를 게을리 한 환자의 잘못도 치료를 진행한 교정의사의 잘못도 아닌 시간에 따른 자연스러운 변화라고 할 수 있습니다. 무조건 나이 먹어서 그렇다, 노화 때문이라고 변명하는 것이 아닙니다.

어릴 때 혹은 젊을 때는 안그랬는데 나이들면서 점점 앞니가 삐뚤빼뚤해져서 교정상담 하러 왔다는 많은 분들이 계십니다.

치과 교정치료를 받지 않은 사람도 개인차이는 있으나 나이가 들어감에 따라 (특히 앞니 부분이) 삐뚤빼뚤해집니다. 교합력에 의해 치아는 점점 앞으로 쏠리는 힘을 받기 때문입니다. 이렇게 인간에게 너무나 자연스러운 현상이므로 교정치료를 받아서 고르게 된 치아도 단순히 원래상태로 돌아가려고 해서가 아니라 그냥 나이듦에 따라 교합력에 의해 앞으로 쏠리는 힘을 받아 틀어지게 되는 것입니다.

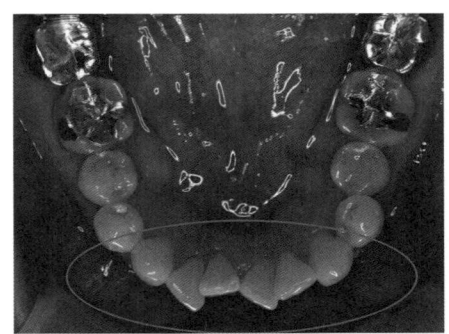

〈사진 3-2〉 나이가 들면서 앞니가 삐뚤빼뚤해진 중년여성 케이스

교정치료를 하면 평생 그 상태로 치열이 고정되고 유지가 되는 것이 아닌 것입니다. 안과에서 라식, 라섹 등의 시술을 받아 시력이 개선되었다고 해서 나이가 들어도 그 시력으로 평생을 살 수 있는 것은 아닌 것과 같습니다.

따라서 심한 경우, 또는 자신이 많이 신경쓰여 하는 경우가 아니라면 이럴 경우 굳이 재치료를 권장드리지는 않습니다. 또 간단한 경우라면 부분교정법 등으로 재치료를 할 수 있지만, 이가 다시 틀어진 원인이 다른 곳에 있다면 전체교정법으로 재치료를 하거나 미니스크류를 필요로 할 수도 있으므로 재교정치료를 어떤 방법으로 할 지는 교정전문의의 진단을 통해서 결정하는 것이 좋습니다.

그 외의 재교정 경우들

이상 재교정의 가장 흔한 3가지 경우를 말씀드렸지만 그 외에도 개방교합이라고 해서 위 아래 앞니가 닿지 않고 벌어진 경우에 교정치료를 하였으나 다시 벌어진 경우, 이와 반대로 과개교합이라 해서 위아래 앞니가 깊게 물리는 현상을 치료하였으나 다시 깊게 물리면서 안쪽에 고정식으로 붙여둔 유지장치가 계속 떨어지는 경우 등 다양합니다. 교정 전문의와의 진단 및 상담을 통해 원인을 분석하고 대처 방안을 모색해야 하겠습니다.

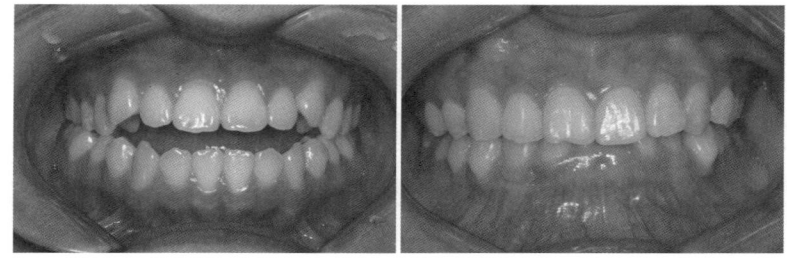

〈사진 3-3〉 개방교합과 과개교합 - 재발 잠재력이 높습니다

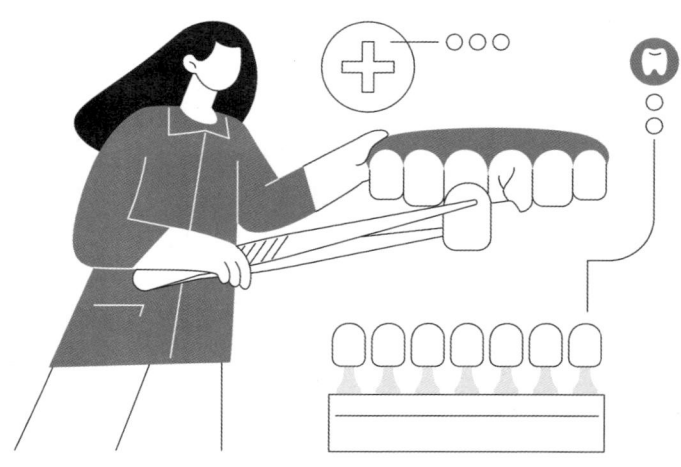

특별한 치아교정 이야기

04

치아교정에
필요한 기간

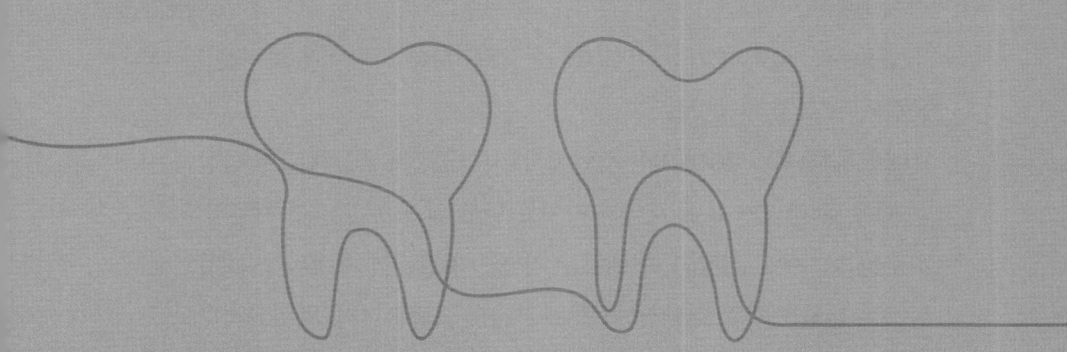

04 치아교정에 필요한 기간

🦷 얼마나 빨리 끝날 수 있을까?

치아교정에 걸리는 기간은 여러분들이 무척 관심이 많은 사항입니다. 여러분들이 치아 교정을 결정할 때 꼭 생각해보는 부분이고, 치료를 진행하고 있는 중에도 '저 언제쯤 장치 뗄 수 있을까요?' 라는 질문을 치과교정의사는 수없이 듣게 됩니다.

당연합니다. 빨리 끝났으면 좋겠습니다. 장치를 붙이고 있게 되면 이래저래 불편하니까요.
그렇지만 솔직히 가장 신경 쓰이는 것은 다른 사람에게 보이는 것 때문입니다. 그렇지 않나요?
애초에 (특히나 20세 이상 성인에서) 치아 교정을 할 지 말지 망설이는 큰 이유 중 하나가 눈에 보이는 장치를 달고 살아야 하는 것 때문입니다. 친구들 보기에도 그렇고, 연애하는 것에도 지장될까 걱정됩니다. 사회생활하는 분들도 사람 대할 일이 많은 분들도 그렇습니다. 치과교정의사로서는 생각보다 그렇게 눈에 띄지 않고 할만하다고 이야기 해야 치료를 받도록 설득이 되겠지만 아무리 포장해도 '남에게 보이는게 신경쓰이는 것'은 '치료비용'과 함께 교정치료가 부담스럽게 하는 양대산맥입니다.

이 보이는 것 때문에 치아 안쪽에 장치를 붙이는 설측교정과 꼈다 뺐다 하는 투명장치를 이용한 소위 투명교정이라는 것이 생겼지만, 상대적으로 치료비용이 고가이기도 하고 모든 케이스에서 적합한 것도 아닙니다. 따라서 여전히 지금 이 시대에도 교정치료의 메인은 보이는 바깥쪽에 장치를 붙이고 철사가 지나가는 교정인데 이것도 눈에 좀 덜 띄도록 개량이 되긴 했으나 아무래도 빨리 떼고는 싶죠..ㅠ

자 이렇게 빨리 끝내고픈 교정치료…얼마나 시간이 걸릴까요?
우선 케이스마다 다르다는 원론적인 이야기부터 드리지만 아래, 위 전체교정의 경우 대체적인 기간을 말씀드리면 '2년~2년 반'을 생각하시면 되겠습니다. 2년에서 2년 반. 하아..참..고구마를 먹은 듯 좀 답답한 기간입니다. 발치, 비발치에 따라 다르지 않냐고 생각하시는 분도 계시겠지만 발치의 경우 몇 개월 더 걸린다고 볼 수도 있으나 이 역시 케이스마다 다릅니다.

'친구는 나보다 더 심해보였는데 딱 2년에 끝났다던데.. 그럼 난 그보다 좀 덜 걸리겠지??'
그런데 치아교정에 걸리는 기간은 여러분이 생각하시는 삐뚤빼뚤한 정도 혹은 치열이 안좋아 보이는 정도와는 의외로 큰 관련이 없습니다. 실제 치료를 진행하는데 있어 소위 심하다, 어렵다 하는 의학적(?)기준은 직관과 다르기도 합니다. 삐뚤빼뚤한게 거의 없는 것 같은데 원하는 목표치를 이루는데 시간이 많이 걸리기도 하고, 굉장히 많이 삐뚤빼뚤해 보이지만 발치를 통해 의외로 금방 정리되기도 합니다.

치아교정의 기간은 의외로 거의 정해져 있습니다.

위에서 대략 2년~2년 반의 기간을 이야기 하였습니다. 놀랍기도 하고 참 아쉽기도 한 말씀을 드리자면 이 기간은 단축하기가 매우 어렵습니다.

그동안 치과 교정과학 분야에서 전세계 많은 연구를 통해 다양한 시도를 해서 치아 교정에 걸리는 기간을 단축하려 해 왔으나 큰 성과를 거두지는 못했습니다.

초음파 진동, 레이저 조사, (치아이동을 빠르게 하리라 기대하는) 복용하는 약물 개발, 잇몸을 열어 치아 주변 뼈에 구멍이나 상처를 내서 촉진하는 방법(듣기만 해도 무섭네요..) 등 다양한 시도를 해 왔고 제품으로 개발된 것도 있지만 대부분 기간 단축에 큰 효과를 보이지 못하거나 들인 노력대비 효과가 떨어지는 편이었습니다.

왜 그럴까요?

현재까지의 연구와 시도들을 통해 보면 결국 치아 교정 기간을 결정하는 것은 시술자(교정치과 의사)의 능력도 장치의 종류도 아닌 인체 그 자체라는 것입니다. 치아가 움직이기 위해 세포가 활성화 되고, 이동하려는

쪽의 뼈가 흡수되며 이동하고 난 자리에는 뼈가 생겨나는 등 세포 사이클이 돌아가야 하는데 이 주기가 인간에게는 거의 정해져 있기 때문입니다. 내가 움직이려는 치아 주변만 인위적으로 인체의 이런 사이클을 빨리 돌게 한다는 것이 매우 어려운 것이지요.

100여년전과 비교하면 경험 등을 통해 장치를 좀 더 개선해왔고 테크닉을 개발하고 하여 효율적으로 치료를 진행하면서 기간을 조금 단축시키기는 하였으나 이제는 여기서 거의 정체된 상황입니다.

머지않은 미래에 특정 부위의 생체 사이클을 부작용 없이 더 빨리 돌도록 촉진하여 치아교정기간을 획기적으로 줄일 수 있기를 바래봅니다.

🦷 치아교정 기간을 짧게 할 수 있다는 광고 등에 현혹되지 말았으면…

위에서 설명드린 이유로 교정치과의사의 실력이 아무리 뛰어나다 하더라도 교정치료 기간을 많이 줄일 수 없으며 치료의 질을 고려한다면 평균 대비 빨리 끝낸다는 것이 좋은것만도 아닙니다.

치아 교정 기간 중 물고 있으면 초음파 진동 등에 의해 치아 움직임을 빨리 한다는 기계(엑셀X트) 등도 개발되었고, 이를 활용하는 곳도 있지만 학계에서 비교 연구를 통해 유의미하게 치료 기간을 단축시킨다고 인정되지는 못하였습니다.

또한 요즘 데이몬, 클리피씨 등 '자가 결찰 브라켓'이라는 용어를 쓰며 이런 브라켓의 장점 중 하나로 치료가 빨리 진행된다는 것을 내세우는 곳이 많은데 이 또한 과장광고라고 봅니다. 교정치료기간 중 레벨링이라는 초기 단계에서 케이스에 따라서는 자가 결찰이 아닌 브라켓보다 치아 이동이 빠른 부분도 보고되긴 했습니다. 하지만 학계에서의 연구 결과 자가 결찰브라켓과 자가 결찰이 아닌 브라켓간에 전체 치료기간에 있어서는 결국 유의미한 차이가 없다고 나왔습니다.

앞으로 재료나 장치가 더 개선되면서 진보가 있기를 기대를 합니다만 현재로서는 데이몬 교정, 클리피씨 교정을 내세우며 이를 통해 치료가 빨리 진행된다, 빨리 끝낼 수 있다고 하는 것은 근거 없는 명백한 허위입니다.

'급속교정'이라는 키워드로 광고하거나 교정치료의 종류 중 하나로 말하는 곳들도 있습니다. 다른 주제에서 말씀드린 '역교정' 이라는 단어와 함께 학계에서 공식적으로 인정되지 않은 용어가 '급속교정'입니다. 마케팅적인 용어라 생각됩니다. '급속교정'에 관해서는 다른 챕터에서 다시 다루도록 하겠습니다.

위에서 설명드린 치아이동을 빠르게 하기 위한 여러 방법들(그러나 유의미한 효과의 차이는 입증되지 않은) 중 하나를 활용하면서 급속교정이라는 이름을 붙여둔 것으로 보입니다. 특수한 환자 치열의 상태에 특정 장치나 방법이 궁합이 맞아 치료기간이 비교적 짧게 걸리는 몇 사례는 있겠으나 일반적으로 우리치과에서 급속교정이라는 방법으로 치료하시면 다른 곳보다 빨리 끝나게 할 수 있다는 것은 명백한 허위광고입니다.

🦷 부분 교정이나 매복치 교정, 그리고 수술 교정은 얼마나 걸리나요?

부분교정은 치열의 일부만을 개선하므로 전체교정보다 짧은 기간이 걸리기는 하겠지만 어느정도일까요?

케이스마다 다르지만 뭐라도 빠른 답을 원하시는 분들을 위해 말씀드리자면 '통상' 6개월~8개월이겠습니다. 가장 많은 앞니 부분교정의 경우로 말씀드린 기간인데, 이것도 앞니가 틀어진 원인이 뒤쪽에서부터 전파되어 온 경우라서 전체 혹은 앞니를 넘어선 부위까지 고쳐줘야 가능한 경우라면 1년을 넘기도 합니다.

또 어금니가 빠져 그 옆에 쓰러진 이를 바로 세우고 임플란트를 하기 위한, 소위 보철을 위한 교정의 경우도 겨우 하나의 이를 해 넣기 위한 작업치고는 긴 기간이 소요되기도 합니다. 이가 빠진 부위로 주변 치아가 쓰러져오고 물리는 반대쪽 치아는 솟아나와서 이것을 다 수정해주어야 하기 때문이지요.〈그림 4-1〉참조

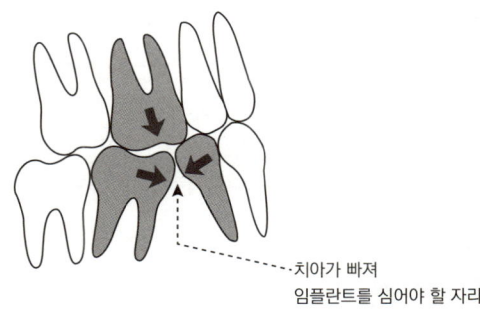

〈그림 4-1〉 치아가 빠진 채로 오래 두었을 때 주변 치아들의 움직임

매복되어 있는 치아를 꺼내는 것도 매복된 위치, 깊이, 그리고 당겼을 때 반응하는 정도에 따라 너무 다를 수 밖에 없겠지만 다른 치아들 주위까지 가져와서 일반 장치를 붙일 수 있게 되기 까지 평균 1년을 생각하시면 좋겠습니다.

수술을 동반하는 수술교정은 일반 교정보다 더 걸릴까요? 덜 걸릴까요? 수술이라는 추가적인 과정이 있다는 것은 수술 및 그 회복기간이 추가로 필요하다는 것을 의미 합니다. 하지만 수술을 통해서 치아를 움직이기 원활한 위치로 턱 위치를 수정해주었기 때문에 교정치료의 작업량을 줄여준 혜택(?)이 또 있지요. 이런점들을 더하고 빼면 수술교정도 일반교정의 대체적 기간인 2년~2년반과 큰 차이가 없다고 생각하시면 편합니다.

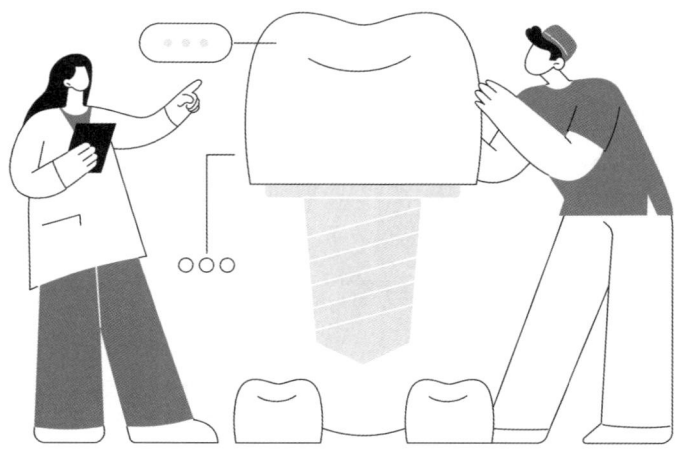

특별한 치아교정 이야기

05

교정진단
feat. 정밀검사

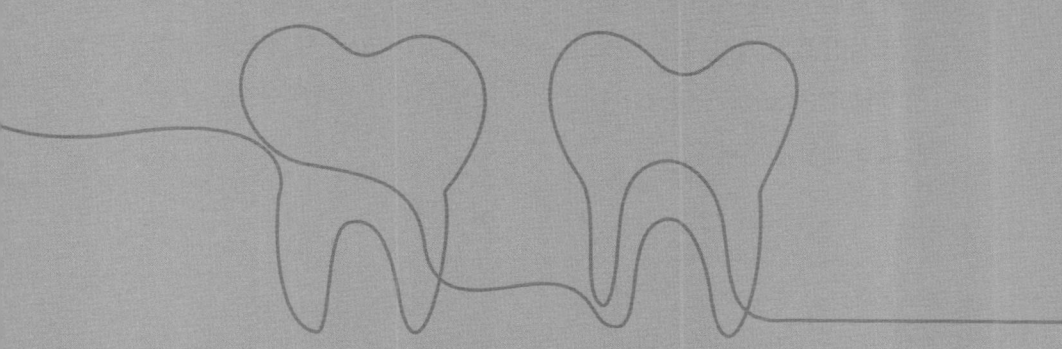

05 교정진단 feat. 정밀검사

🦷 정밀검사, 뭘 하는걸까?

교정치과에 가게 되면 간단한 X-ray를 하나 찍거나 또는 그냥 치과의사가 입안 및 얼굴을 눈으로 살펴본 후 대략적인 현재 상태와 치료 계획을 말해줄 것입니다. 그리고나서 더 정확한 분석 및 진단, 그리고 치료방법을 제시하기 위해서는 정밀검사를 해야 한다는 말을 듣는 경우가 많지요.

치과에 따라 조금 다를 수 있지만 정밀검사라는 것에는 얼굴사진 촬영, 입안 사진 촬영, 입안 본뜨기(또는 스캔), 세팔로 x-ray촬영, PA x-ray촬영, 파노라마 x-ray촬영, CT 촬영 등이 포함됩니다. 시간은 약 30~40분 정도 소요될 것입니다.

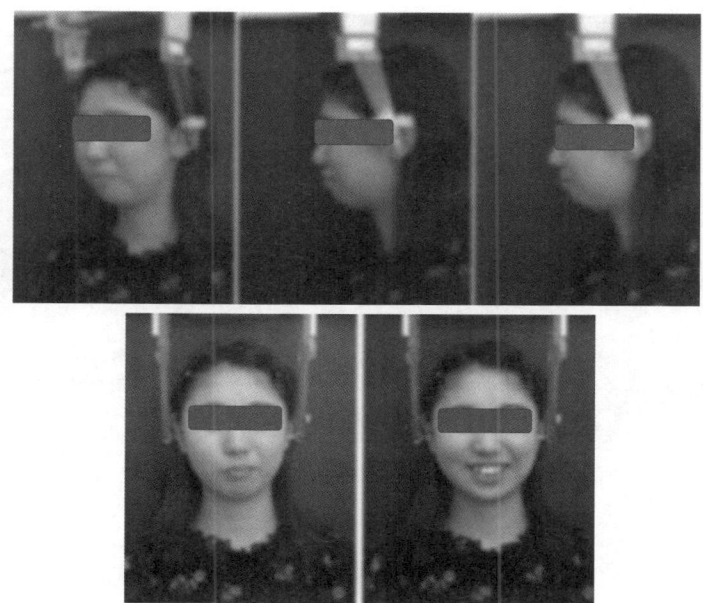

〈사진 5-1〉 얼굴 사진

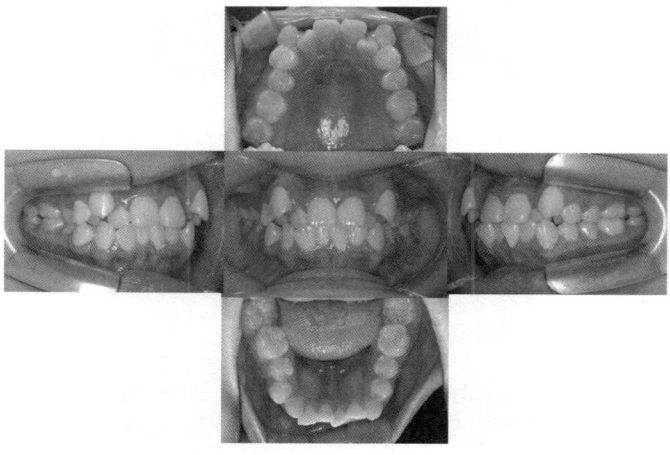

〈사진 5-2〉 입안 사진

5. 교정진단 feat. 정밀검사

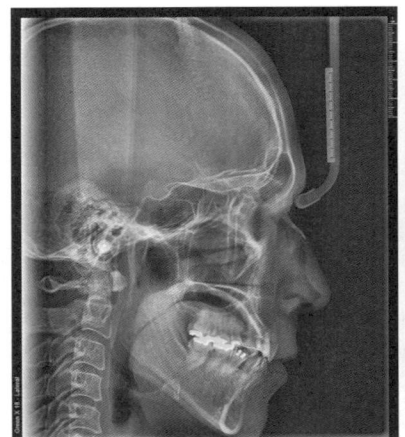
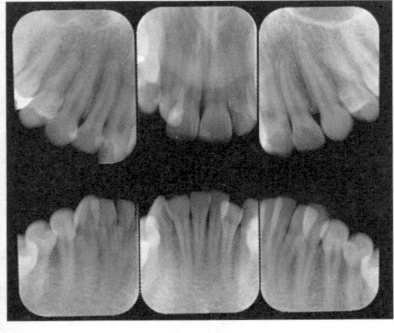

〈사진 5-3〉 (좌) 세팔로 엑스레이 (우) 스탠다드 엑스레이

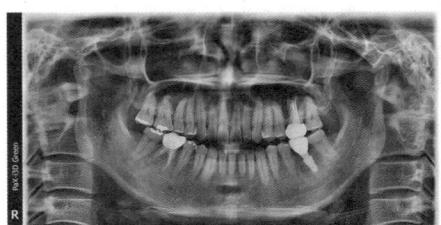

〈사진 5-4〉 파노라마 엑스레이

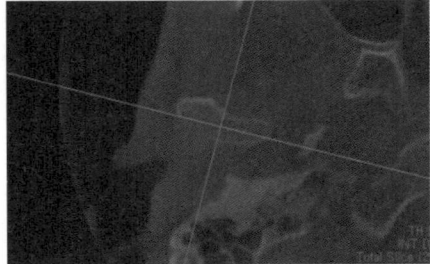

〈사진 5-5〉 턱관절 부위 CT 분석

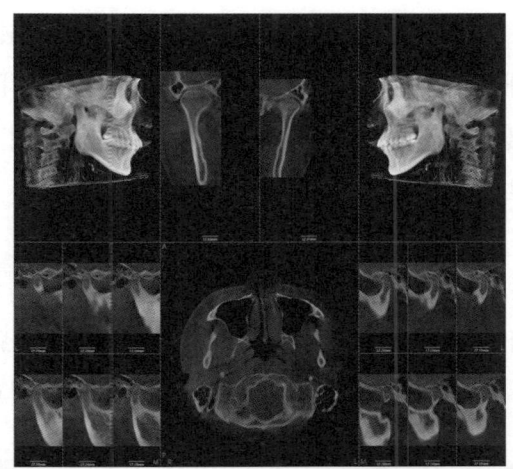
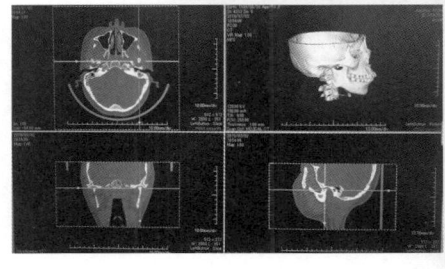
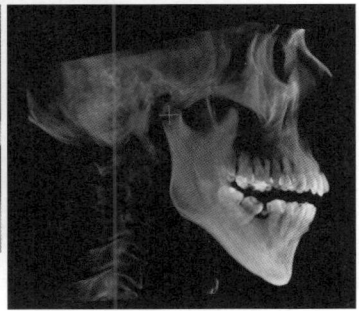

〈사진 5-6〉 CT로 분석하는 두개부 다양한 부위들

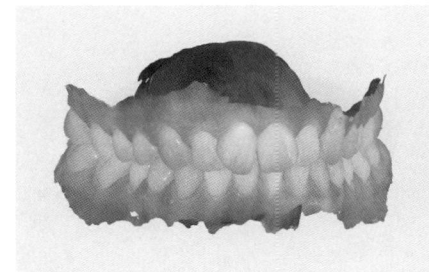
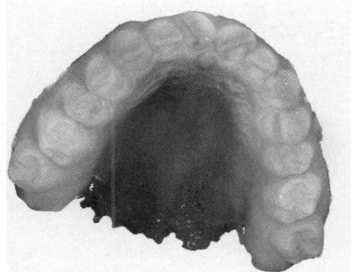

〈사진 5-7〉 구강스캐너로 촬영한 입안 3D 모델

케이스에 따라 교정치과의사가 판단하여 standard x-ray 촬영, 위턱과 아래턱과의 관계 채득 등을 추가로 하게 할 수 있습니다. 자료라는 것은 되도록 많을수록 좋기 때문에 시간과 환자의 여력이 허락한다면 다양한 것들을 얻어낼수록 좋겠습니다.

이렇게 정밀검사를 통해 얻어낸 자료들을 바탕으로 교정치과의사는 환자의 교정적인 문제점을 분석하고, 적합한 치료 방법들을 생각해 냅니다.

환자분을 잠시 기다리게 한 후 당일에 바로 정밀검사 결과를 바탕으로 진단결과를 말씀드리는 경우도 있지만 보통은 여러 환자의 케이스들이 있을 뿐 아니라 교정치과의사도 시간을 갖고 고민하는 것이 좋으므로 정밀검사 1주일 정도 후에 상담약속(진단 및 치료계획을 말씀드림)을 잡게 됩니다.

즉, 교정치료가 시작되는 과정을 정리해보면 '초진(첫 내원시 대략적으로 살펴봄) – 정밀검사 – 진단 및 치료계획 설명 – 치료 시작'이 되겠습니다. 치과에 따라, 그리고 치과의 사정, 환자의 사정, 케이스의 종류에 따라 위 단계들은 몇개씩 같이 시행할 수도 있고 시간간격을 길거나 짧게 잡을 수 있습니다.

🦷 교정진단 - 나를 분석한다는 것.

교정치과의사가 정밀검사 자료를 바탕으로 나를 분석한다고 합니다. 누군가에 의해 분석된다는 것은 뭔가 어감 상 썩 내키지 않습니다. 당연히 인격이나 성향을 분석할 수는 없습니다. 심지어 신체, 그리고 머리 부분의 모든 사항을 분석할 수도 없습니다. 지금의 치열 및 안모가 된 원인 등을 분석하는 것이지요. 문진(환자에게 직접 질문하여 진찰)하여 얻은 정보 외에도 촬영한 사진이나 엑스레이 등을 보면 환자의 구강관련 습관을 짐작할 수 있는 경우도 있습니다. 이런 것들도 분석 사항에 들어갑니다.

🦷 어디까지 분석하는 걸까?

치아를 교정한다고 해서 치열만 보지는 않습니다. 잇몸 상태, 치아의 뿌리 길이와 모습, 치아가 심어져 있는 턱뼈의 상태, 아래턱과 위턱의 위치 관계, 아래턱의 가파르기, 얼굴이 긴 편인지 짧은 편인지, 엑스레이 상으로 나타나는 뼈대의 생김새 및 비대칭 여부 뿐 아니라 근육과 살이 덮여서 나타나는 최종적인 얼굴모습 등 여러가지를 고려해야 합니다. 이런 과정에서 교정치과의사의 전문성이 들어가게 됩니다.

환자가 고치고 싶어하는 문제점이 어떤 부분에서 생겨난 것인지 원인을 파악하는 것은 매우 중요합니다. 그래야 그에 맞는 처방을 생각해 낼

테니까요. 여러분이 생각하는 문제점이 맞는 경우도 있지만 정밀검사 결과를 바탕으로 분석해 보니 그렇지 않은 경우도 많습니다. 심지어 교정치과의사가 처음 눈으로 보고 느낀 것도 정밀검사를 해보니 다른 경우도 있습니다. 일반인보다 교정치료에 대해 전문지식을 갖추고 있고 치료 경험이 많은지라 눈으로 본 것 만으로 어느정도 분석은 합니다만 그래도 늘 정밀검사 결과를 바탕으로 세밀하게 보아야 합니다.

따라서 처음 내원 시 눈으로 본 상태를 기준으로 대략적인 문제점과 치료방법을 설명 들었을지라도 정밀검사 후 상담하는 날에 다른 이야기를 듣는 경우가 충분히 있을 수 있습니다. 발치-비발치 여부를 포함해서 말이지요.

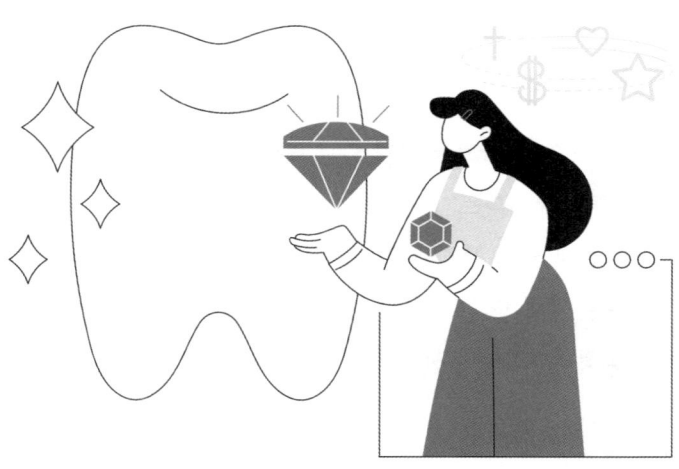

특별한 치아교정 이야기

06

유지장치, 대체 언제까지 해야 하는건가?

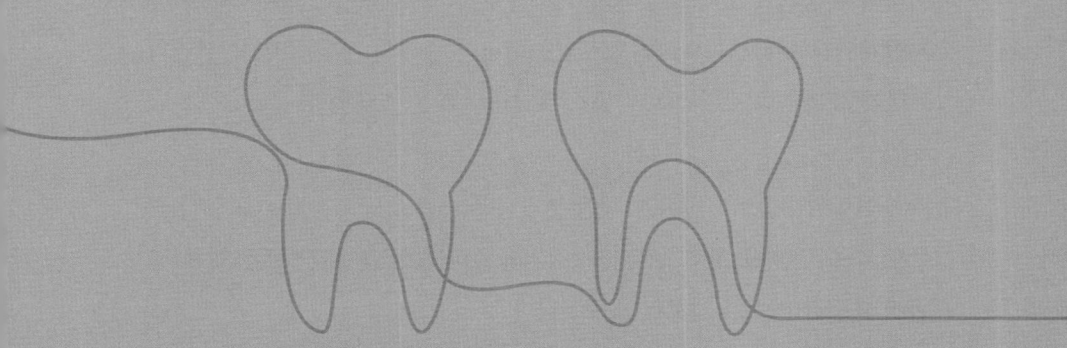

06 유지장치, 대체 언제까지 해야 하는건가?

🦷 교정치료의 기간이란? 유지기간도 포함인가요?

보통 교정치료 기간이라고 하면 브라켓과 철사로 하는 일반적 교정에서는 이 장치들을 붙이고 있는 기간을 말하며 2년~2년반 정도가 됩니다. 장치를 붙여서 뗄 때까지의 기간, 너무 쉬운 이야기였나요?

비교적 최근에 등장한 꼈다 뺐다 하는 투명교정의 경우는 어떨까요? 이 투명교정장치는 교정치료가 끝난 후에 쓰는 유지장치 중에서도 이와 비슷하게 생긴게 있다보니, 어디까지가 본 교정기간이고, 어디부터가 유지단계인지 헷갈립니다. 투명교정도 적절한 증례의 경우 일반적 성인의 브라켓 교정과 치료기간이 대동소이(그러니까 2~2.5년)합니다.

수술(양악수술이나, ASO : 전방분절절단술)을 동반하는 수술교정의 경우도 수술 및 수술회복기간, 교정장치를 붙이고 있는 기간 모두 합쳐 일반적 교정과 비슷한 기간이 소요됩니다.

교정의사가 '몇년, 몇개월 정도 걸립니다'라고 할 때의 기간은 소위 '동적치료'라고 하는, 장치를 통해 치아를 적극적으로 움직이는 교정치료기간을 말하며 유지기간은 별도입니다.

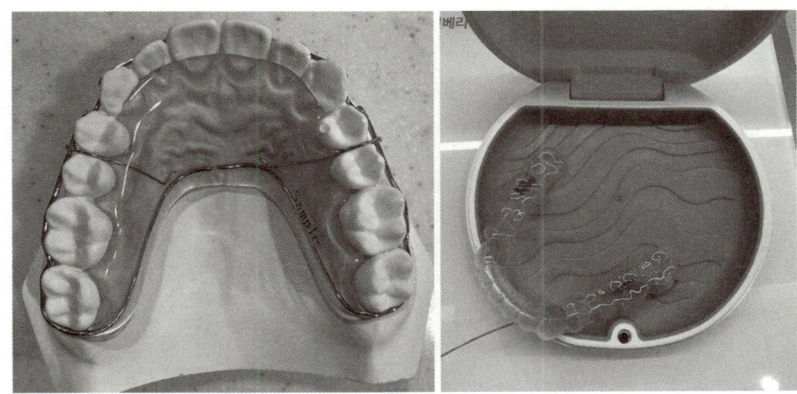

〈사진 6-1〉 가철식 유지장치 – 꼈다 뺐다 할 수 있습니다.

🦷 그럼 별도라는 유지기간은 얼마나 긴가요?

정답(?)을 말씀드리자면 평생입니다.
치아가 틀어지려는 성질은 시간이 지나면서 점점 줄어는 들겠지만 확실히 방지하기 위해서는 당연히 유지장치를 평생 껴주는게 좋겠지요? 그런데 이런 대답은 매우 실망스럽습니다. 그리고 너무나 비현실적입니다. 심지어 제가 다른 세션에서, 사람은 교정치료를 했든 그렇지 않든 나이가 들어감에 따라 교합력에 의해 어느정도는 치열이 고르지 않게 되고 만다고 했습니다. 그런데 이런것까지 일어나지 않도록 어떻게 유지장치로 평생 붙들어 두겠단 것이냔 말입니다.

또 유지장치에는 꼈다 뺐다 하는 가철식 장치와 앞니들 뒤쪽에 가느다란 철사를 붙여두는 고정식 장치가 있는데 꼈다 뺐다 하는거 싫으니 안쪽에 붙여두는 것만 하면 안되냐고 많이들 물어보십니다. 그런데 앞니 뒤쪽에 붙여두는 장치는 앞니들이 틀어지는 것을 막아주는 정도일 뿐 발치 공간의 벌어짐이나 치열 전체의 변형을 막아주지는 못합니다. 그러므로 전체를 잡아줄 수 있는 가철식 장치를 꼭 같이 해줘야 합니다.

자, 이제 합리적인 선에서의 가이드라인을 드려야 하겠지요.
저는 다음의 정도로 가철식 장치(꼈다 뺐다 하는 장치)의 착용을 추천 드리겠습니다.
(앞니 뒤쪽에 붙여둔 고정식 유지장치는 붙어있는 상황을 가정합니다. 하지만 아래와 달리 윗쪽 앞니에는 고정식 장치를 생략하는 경우도 많습니다. 앞니끼리 깊게 물려 탈락 가능성이 클 때 그렇습니다.)

- 브라켓 장치를 떼고 첫 1년간은 유지장치를 가급적 24시간 착용한다.
  (식사할 때만 빼고 가급적 최대한)
- 2년 째의 첫 6개월은 밤에 잘 때만 착용한다.
- 2년 째의 다음 6개월은 밤에 잘 때만 착용하되, 이틀에 한번씩 그렇게 한다.
- 3년째부터는 첫 몇 달간 3,4일에 하루 정도 잘 때만 껴주고, 그 이후는 1

주일에 하루 정도 잘 때 껴준다.
- 그 이후는 본인의 의지에 맡긴다(자유)

교정장치를 뗀 직후에는 치아 주변의 치주인대라는 쿠션부위가 넓어진 상태여서 치아들이 약간씩 다들 흔들흔들하고 따라서 원래 상태로 돌아가려는 성질이 아주 큽니다. 이런 치아들이 단단히 자리잡는데는 개인에 따라 차이는 있으나 몇달이 걸립니다.

대략 첫 1년 정도가 돌아가려는 성질이 매우 크므로 여러분이 의지력을 최대한 발휘해 주셔야 할 시기입니다. 처음 1년을 게을리하고 이후에 정신이 번쩍들어 몇년을 굉장히 열심히 낀다고 해도 처음 1년을 열심히 끼고 그 이후에 게을리 한 사람만 못합니다. (처음 1년을 게을리한 사람은 치열이 틀어져 유지장치가 잘 안맞을 가능성이 커서 그 이후에 열심히 끼기도 힘들긴 합니다.)

이렇게 유지기간 초반일수록 매우매우 중요해서 첫 1년은 가급적 24시간을 끼라고 말씀드립니다.(골든타임). 제가 2년째부터는 착용시간을 이정도로 하면 좋겠다 말씀드렸지만 그거는 꼭 못 지키더라도 첫 1년간만은 꼭꼭 열심히 부탁드립니다. 이 때 열심히 한 사람이 결실(오래 가지런한 치열을 유지)을 맺습니다.

교정 장치를 떼고 유지기간에 들어가면서 정기 검진을 받으시게 됩니다. 보통 첫 6개월, 1년, 2년 째 체크를 하고 통상 2년 지난 뒤 상태(이 때

본뜨기, 사진찍기, 엑스레이 등 자료 채득을 함)가 양호하면 안정상태에 들어갔다고 봅니다. 그 이후는 몇 년에 한번씩으로 내원 기간을 늘려잡습니다. 물론 중간에 가철식 유지장치를 분실하셨다면 내원하셔서 재제작 하시는게 좋고 골든타임이라는 첫 1년째에 분실했다면 더욱 그렇습니다.

뭔가 애매~한 느낌의 유지장치.. 교정 안끝나는거 아니야??

그런데 최근에는 여러타입의 장치가 개발되어서 교정장치와 유지장치의 중간쯤(?) 되는 장치를 이용하기도 하다보니, 어디까지가 일반적인 교정치료기간인지 궁금해집니다. 또 이것 때문에 약속(?)한 기간에 교정이 끝나지 않았다하여 교정치과의사와 분쟁이 생기기도 합니다.

포지셔너라고 불리는 마우스피스 같이 생긴 장치도 있고, 클리어 얼라이너라고 부르기도 하는 투명교정장치 스타일의 유지장치도 있습니다. 제작 방법에 따라 그리고 케이스에 따라 교정치료의 후반 단계에서 마무리 조정용으로 쓰기도 하고(그러니까 교정장치, 아직 교정중인 것) 심지어 유지단계의 초기용으로 이어서 쓰이기도 합니다(동적교정치료 종료되고 유지단계로 들어선 것).

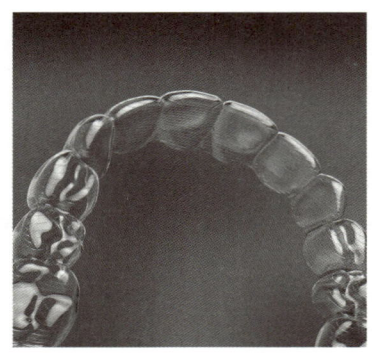

〈사진 6-2〉 투명교정장치

또 2D 브라켓이라고 하여 고정식 유지 장치처럼 주로 앞니 뒤쪽에 붙여 가는 철사를 넣어두는 교정치료 방식이 있는데, 주로 부분교정치료나 가벼운 재발케이스의 재치료용으로 쓰입니다. 하지만 환자가 큰 불편을 느끼지 않을 경우 상당기간 그대로 두어 훌륭한 유지장치로 활용할 수도 있습니다.

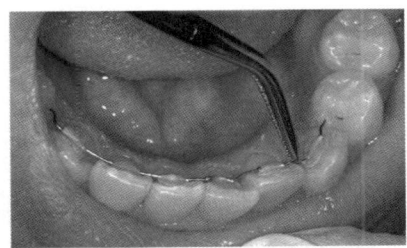

〈사진 6-3〉 설측 튜브형 교정장치

이러한 장치들은 상대적으로 불편하고 충치나 잇몸염증을 일으킬 염려가 있는, 브라켓이라고 불리는 일반 장치를 붙이고 있는 기간을 줄이기 위해서 개발된 측면도 있고 유지장치 겸용으로 쓸 수 있는 장점을 위해 개발된 측면도 있습니다.

상황에 맞게 교정의사가 판단하여 쓸 수 있고 이후에 우리가 잘 아는 유지장치로 연계 시킬 수 있는것인데, 간혹 저런 장치를 활용하는 것이 교정치료 기간이 길어지는 것을 눈속임하려고 유지장치라고 하면서 쓰는것 아니냐 해서 분쟁이 되는 경우가 있습니다. 교정치료의사도 사전에 잘 설명을 하여야겠고, 환자분도 충분한 설명을 들으신 후 지금이 교정치료 중이지만 후반인 단계인지, 이미 끝나고 유지 기간에 들어간 것인지 이해해 주시면 좋겠습니다.

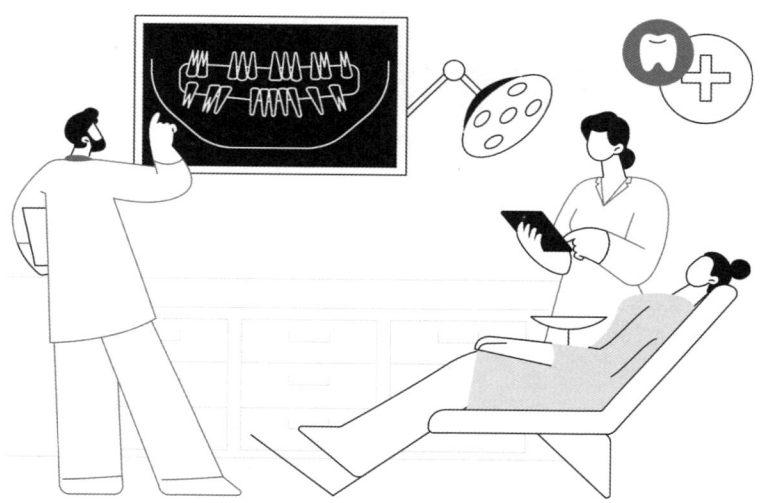

특별한 치아교정 이야기

07

브라켓의 종류,
클리피씨 교정,
데이몬 교정
그게 뭐가 다른가요?

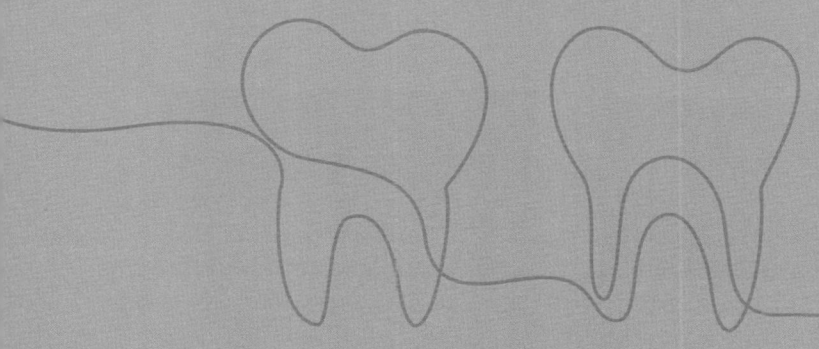

07 브라켓의 종류, 클리피씨 교정, 데이몬 교정 그게 뭐가 다른가요?

🦷 많이 보이는 클리피씨 교정, 데이몬 교정. 그게 뭐죠?

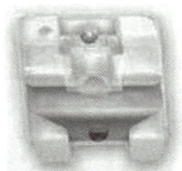
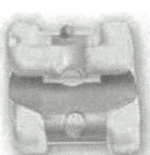
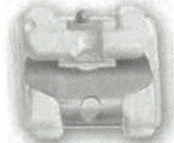

아마 여러 교정치료 광고 중에 가장 자주 보이는 단어가 이 두 가지일 듯 싶습니다. 클리피씨(CLippy-C)와 데이몬(Damon)은 각각 일본 Tomy사와 미국 Ormco라는 회사에서 만든 '브라켓'의 이름입니다. 〈사진 7-1, 7-2〉

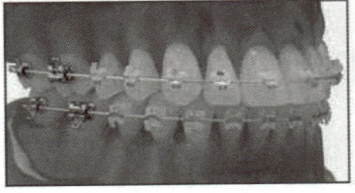

〈사진 7-1〉 Clippy-C 브라켓

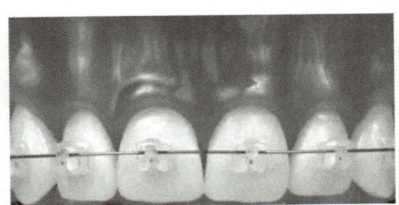

〈사진 7-2〉 Damon 브라켓

브라켓은 치아마다 붙이는 가장 기본적인 장치로서 〈사진 7-3〉 여기에 와이어(철사)를 넣어서 교정을 하게 됩니다. 조금 어렵게(?) 말하자면 와이어의 힘을 치아에 전달해주는 중간자 역할을 하는 것입니다.

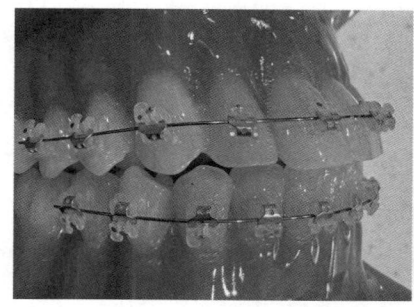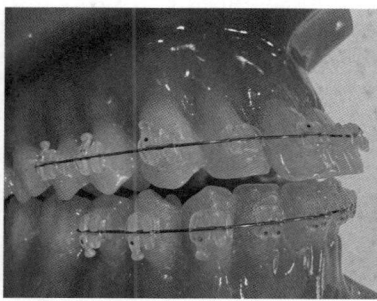

〈사진 7-3〉 브라켓에 와이어가 결찰(연결)된 모습

브라켓이라는 장치가 교정치료에 있어 핵심적인 역할을 하고 매우 중요한 장치이기 때문에 사용하는 브라켓을 중심으로 교정치료 서비스의 종류를 나누고 이름 붙이는 것이 아주 틀리지는 않습니다.

하지만 브라켓의 종류를 무엇으로 하느냐가 교정치료의 수준과 결과를 좌우하는 것이 아니기 때문에 이를 중심으로 클리피씨 교정, 데이몬 교정이라는 이름을 붙여 선전하는 것이 의료소비자에게 결코 이롭지 않다고 저는 생각하고 있습니다

이는 치과측에서 무엇을 기준으로 교정치료 서비스의 종류를 나누고 가격을 책정할 지에 대한 고민이 부족하거나 결정이 어렵기 때문으로 보고 있습니다.

클리피씨 교정이나 데이몬 교정이 아니더라도 메탈교정은 얼마, 세라믹 교정은 얼마 이런 식으로 브라켓 재질에 따라 나누어져 제시된 것도 많이 보셨을 겁니다. 사용하는 브라켓이란 부품의 가격이 교정치료비에서 차지하는 비중이 그다지 크지 않고 특정 브라켓이 교정치료를 잘 되게 해주는 것도 아니기 때문에 이렇게 나누는 것은 적합하지 않아 보이네요.

수많은 브라켓마다 너무 복잡하다 싶을 정도로 많은 특징들이 있고, 장단점도 있기 때문에 교정전문의는 이런 특성들을 잘 파악하고 환자의 골격, 치열상태에 맞는 브라켓을 선택하고 또는 경우에 따라서 적절히 섞어 쓰기도 하는 것이 중요할 뿐입니다. 즉, 브라켓을 무엇으로 선택하느냐는 환자분들 입장에서 중요한 요소가 아니라 교정치과의사에게 중요한 부분이고 교정치과의사가 고민해야 하는 부분입니다.

그렇기에 여러분의 선택권을 무시하는 것이 아니라, 환자 입장에서 브라켓의 종류에 따라 교정치료를 선택하는 것은 거의 의미가 없고 교정치과의사가 선택하는 것이 바람직하다 봅니다. 여러분들 입장에서 선택하는 기준은 그저 디자인을 보고 눈에 덜 띄는지 정도면 충분합니다. 치과의사는 그런 선호를 고려해주는 것만으로 충분합니다.

브라켓은 와이어, 스크류, 고무줄, 확장장치, 버튼, 스프링 등 많은 교정장치들 중의 하나일 뿐이고 더구나 장치나 재료를 무엇으로 쓰느냐보다 진단, 치료법, 치료계획, 치료 순서 등을 잘 짜는 것이 교정의의 실력이고 교정치료 결과를 좌우하기 때문에 클리피씨 교정이니 데이몬 교정

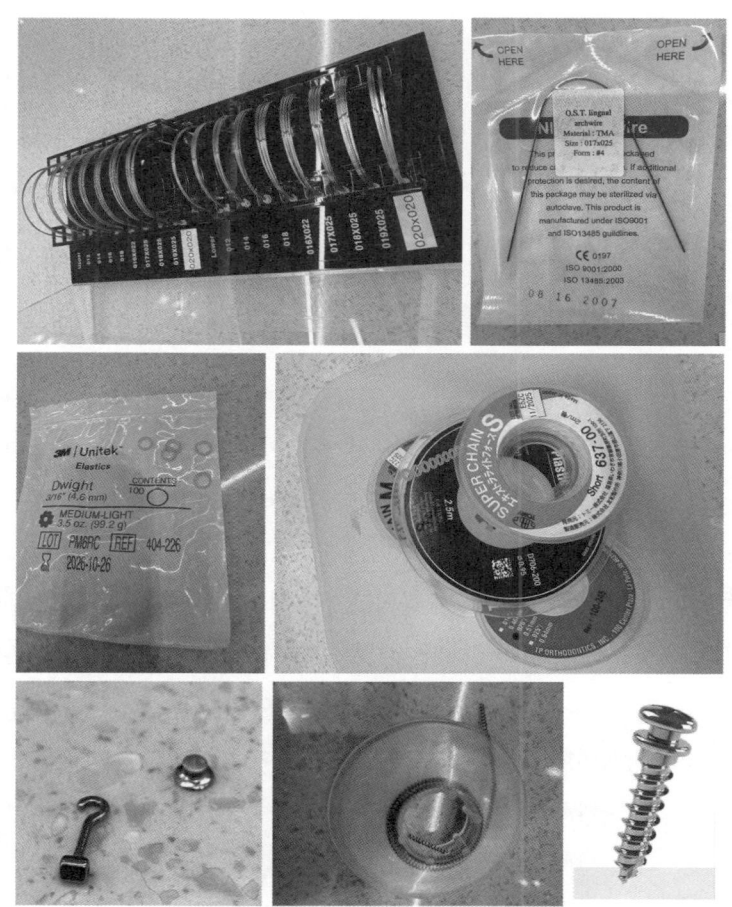

〈사진 7-4〉 브라켓과 함께 쓰이는 다양한 교정 장치들

이니 하며 브라켓 종류별로 교정종류와 가격을 나누어 놓은 것에 너무 신경쓰지 마세요.

장치를 눈으로 보고 ㅇㅇ게 좀 덜보이는 것 같다, 이게 마음에 든다는 정도의 의견은 이야기 하시되, 치과의사의 선택을 믿어주시고 교정치료 치과의 결정, 교정치료법의 결정은 치과의사가 설명하는 문제점 분석, 치료 계획, 방법, 철학 등을 듣고 이것을 중심으로 결정해 주세요.

🦷 '자가 결찰 브라켓'이 좋다던데요?

이것도 여러분들의 정보를 얻을 권리를 무시하는 것이 아니라 환자분들 입장에서 그렇게 신경을 쓸 정도로 중요한 부분이 아닌데, 과도하게 그리고 잘못된 광고가 많아서 이런 이야기를 하게 됩니다.

브라켓이란 장치를 치아마다 붙이고 여기에 철사를 통과시킨다고 위에서 말씀드렸는데요, 브라켓에다 철사를 고정하는 것을 '결찰한다'라고 합니다. 그 결찰이라는 것을 기존에 하던 방식으로 가는 철사나 고무링을 써서 묶는 방식이냐 브라켓 자체에 뚜껑이 있어 그것을 닫으면 철사가 고정되는 방식(자가 결찰)이냐에 따라 그런 이름이 붙었습니다.

브라켓마다 철사를 묶는 행위가 시술자 입장에서 고되고, 시간도 제법 걸리는 일이기 때문에 자가결찰 방식의 브라켓이 개발되었는데요, 많이 언급되어서 위에서도 얘기한 클리피씨, 데이몬 모두 이런 자가결찰 타입의 브라켓입니다. 시술시간이 짧아지면 시술자 뿐 아니라 입을 벌리고 있어야 하는 환자분들 입장에서도 좋은 것이니 분명 장점이 있습니다.

그런데 시술에 시간이 덜 걸리고 편리하다고 해서 만능인 것이 아닙니다. 가는 철사로 꼭 묶어주어야 하거나 부분적으로 힘의 강약을 조절해 묶거나 다른 장치와 연계하거나 해서 기존 방식대로 해야 하는 경우도 많고 그러기에 기존방식이 자가결찰에 비해 장점이 있는 상황도 있습니다. 그리고 기존 방식도 술자가 능숙하다면 시간도 그렇게 많이 걸리지 않습니다. 반대로 자가결찰 브라켓도 와이어를 충분히 강하게 붙들어 주지 못하거나 열고 닫는 뚜껑이 고장 나는 경우, 와이어의 미세끼임 현상으로 와이어가 잘 미끄러지지 못하는 상황발생 등 단점이 있습니다.

문제는 자가결찰 브라켓의 장점을 허위, 과장하여 광고하는 일이 너무나 많다는 것입니다.

연구와 발표된 논문을 통해 공식적으로 인정된 <u>자가결찰 브라켓의 장점은 '결찰에 시간이 덜 걸린다'</u> 오직 이것 하나 뿐입니다.

그런데 자가결찰 브라켓 교정의 장점이라면서 <u>통증이 덜 하다느니, 치아가 빨리 움직여서 교정이 빨리 진행된다느니, 눈에 덜 띈다느니, 더 나은 교정치료 결과를 만들어내느니</u> 하는 잘못된 정보를 내세웁니다. 물론 많은 임상의와 연구자들도 그런 장점이 있지 않을까 하여 구체적으로 비교연구를 하였는데 그 결과 현재까지는 기존 브라켓에 비해 위에서 언급한 장점들은 없는 것으로 나타났습니다.

다시 한번 강조드리면 자가결찰 교정, 클리피씨 교정, 데이몬 교정 등 그런 것은 별로 중요하지 않으니 너무 신경쓰지 마시고 교정치료를 선택할 때는 장치가 아닌 의사의 치료방침이나 계획, 치료 철학 등을 보고 하시는게 좋겠습니다.

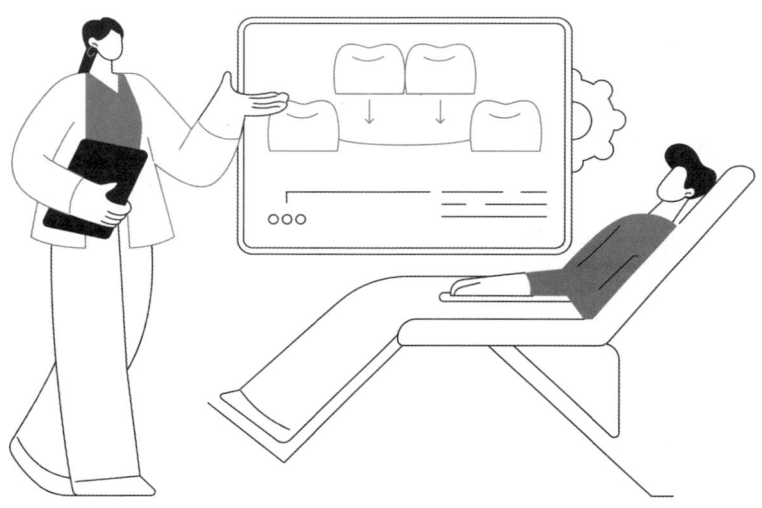

특별한 치아교정 이야기

08

교정할 때 발치..
꼭 해야 하나요?

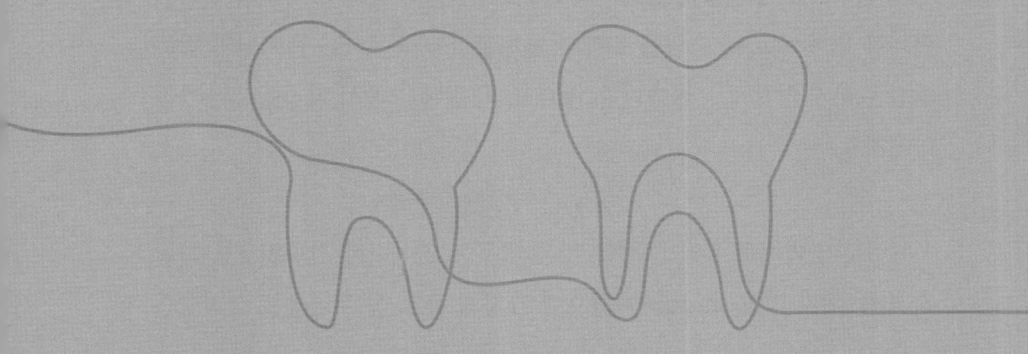

08 교정할 때 발치..꼭 해야 하나요?

🦷 발치교정으로 진단한 경우는 정말 발치가 필요합니다.

누구나 되도록 이를 빼지 않고 교정을 하고 싶습니다.
다시 한번 얘기해보지요. 발치 교정은 누구나 피하고 싶습니다.
이 당연한 얘기를 왜 두 번 했냐면요, 여기서 '누구나'에는 교정치과의사도 포함되기 때문입니다. 교정치료를 받는 당사자 뿐 아니라 교정치료를 시행하는 치과의사도 가급적 발치교정은 하고 싶지 않습니다.

치과에서 발치 교정이 필요하다고 듣고 온 경우 혹시 치과의사가 자기 편의를 위해서 또는 수익을 위해서 발치교정을 권유하는게 아닌가 하는 의심은 하지 않으셔도 좋습니다. 제대로 된 진단을 해서 결정했다는 가정하에서요.

여러분이 발치를 피하고 싶은 것은 너무 당연하니까 치과의사도 가급적 이를 빼지 않고 교정할 수 있으면 그렇게 하고 싶은 이유를 설명드릴 게요.

일단 발치교정이 되면 난이도가 높습니다. 일이 어려워져요. 이를 뺀 자리를 메꾸는 것은 시간도 더 필요할 뿐 아니라 교정 중에 일어나는 여러 어려운 일들이 대부분 이 발치공간을 메꾸는 과정에서 발생합니다. 국가를 불문하고 교정전문의들의 학술대회 증례심사나 회원자격 심사 시에 비발치 교정증례 뿐 아니라 발치교정 증례를 일정 수 이상 꼭 요구하는 것도 그 때문입니다. 난이도 높은 발치교정으로 치료한 케이스를 제출해야 실력을 인정할 수 있다는 것이지요. 그만큼 발치교정은 비발치교정보다 보통 더 어렵습니다.

숙련된 교정전문의라면 발치교정도 잘 해낼 수는 있지만 어쨌거나 비발치교정보다는 어렵고 더 신경 써야 하기 마련입니다. 그러니까 치과의사도 발치교정을 안 할 수 있다면 안 하고 싶죠.

또 돈에 관련된 이야기라 좀 적나라한 부분일 수 있지만 솔직히 말씀드리면 발치교정을 한다고 해서 치과의사에게 금전적 이득도 크지 않고 굳이 따지면 오히려 손해입니다. 발치비용을 따로 더 받고, 발치공간을 메꾸느라 전체 치료기간이 늘어나는 만큼 소위 '월비'도 몇 개월 더 받게 되니 이득이 아니냐 생각하실 수 있습니다. 하지만 방금 말씀드린 치료 난이도 때문에 더 신경써야 할 뿐 아니라 그렇게 추가로 받는 금액이 전체 치료비용에 비하면 미미한 수준이라 그냥 차라리 비발치교정으로 (비교적) 쉽게, 빨리 끝내고 다른 환자를 받는게 경영적으로도 더 이익입니다.

비발치교정으로 성공했다고 하는 광고효과는 덤입니다. 이 세상 교정환자들을 모두 비발치로 치료할 수 있다면, 교정치과의 효율은 더 올라가고 수익도 극대화될 것입니다.

제가 이런 이야기까지 드린 이유는, 그만큼 숙련된 교정전문의가 충분히 숙고해서 진단한 결과가 발치교정이라면 정말로 발치가 꼭 필요하기 때문이라는 것을 말씀드리기 위함입니다. 그렇게 설명을 드려도 비발치를 고집하시거나, 혹시 듣고 싶은 이야기를 해주는 치과, 비발치로 해보겠다는 치과로 찾아가시는 경우들이 안타깝습니다. 이 경우 뒤에서 설명드릴 이유들로 인해 나쁜 치료결과를 얻고, 장기적으로 더 고통받는 경우가 많습니다.

무서워서, 아플까봐, 내 몸의 일부를 상실하고 싶지 않기에, 나이들어 이가 모자라서 고생한다고 들어서 등의 이유로 대부분 발치를 피하고 싶은데, 그런 단점들이 사실이 아닌 부분도 많거니와 발치를 함으로써 실보다 득이 더 크고 꼭 필요한 경우에 권유드리는 것입니다.

🦷 발치교정이 필요한 가장 큰 이유 - 공간 부족

교정치료에 있어서 공간이 필요한 이유는 크게 두 가지입니다. 이가 삐뚤빼뚤 겹쳐져 있어서 바르게 펴기 위해 공간이 필요한 경우, 또 앞니가 앞으로 많이 뻗어서 생긴 돌출입을 해결하기 위한 경우입니다. 공간이 부족한 사람들에겐 대부분 이 두가지 요인이 조금씩은 다 들어 있습니다. 앞니 각도도 앞으로 좀 뻗어있고 삐뚤빼뚤한 것도 있고 그렇지요.

물론 필요한 공간의 양이 작으면 이를 빼지 않고 할 수 있는 방법들이 있습니다. 치아들의 옆면을 조금씩 다듬어서 사이즈를 줄이는 방법, 미니 스크류를 이용해 치아를 전체적으로 뒤로 (목구멍 방향으로) 미는 방법, 확장 장치를 이용해서 악궁을 확장하는 방법 등을 쓸 수 있습니다. 하지만 설명드린 두 가지 요인에 의해 필요한 공간의 양이 크면 발치가 필요하게 됩니다.

안타깝지만 한중일 동아시아인들이 특히 그런데 턱이 작고 치아는 큰 편인 경우가 많아서 발치교정이 필요한 비율이 서양인들에 비해 꽤 높습니다. 어려운 발치교정을 많이 하다보니 임상적 기술 기준으로 한국과 일본의 교정수준이 세계적으로 상당히 높은 편입니다.

요즘 사랑니가 똑바로 나서 그 앞에 어금니들처럼 제대로 쓸 수 있는 경우가 잘 없죠? 기울어져 있거나 완전히 눕거나 매복된 경우들이 많습니다. 원시인 시대에 비해 먹는 음식은 부드러워지고 교합력도 씹는 시간도 덜 필요해지다 보니 턱은 작아지면서 3번째 큰어금니인 사랑니가 제대로 날 자리가 부족해졌다는 설명이 있습니다. 그 설명의 연장으로 이제는 사랑니를 제외하고도 나머지 14개 치아조차 겹치지 않고 또 앞으로 뻗치지 않고 바른 각도로 나기에 턱뼈가 좁아진 시대라고 볼 수 있습니다.

마술은 없다. 모두 트릭일 뿐

기술과 재료가 발전하면서 비발치교정으로도 가능한 범위가 예전보다 많이 늘어나긴 했습니다. K-교정의 강한 무기인 미니스크류(미니 임플란트)를 이용해 모든 치아들을 뒤로 미는 방법도 거기에 크게 기여했습니다. 미니스크류를 입천장 중앙에 심고 그것을 지지대 삼아 악궁을 확장하는, 보다 발전된 확장장치도 힘을 보탰습니다. 하지만 이러한 방법을 써도 발치를 한 것만큼 공간을 얻어낼 수는 없기 때문에 공간이 부족한 정도가 크면 발치교정을 해야 합니다.

우리는 4차원이나 5차원 세계에 살고 있지 않고 3차원에 살고 있습니다. 때문에 시공간을 초월할 수 없고 공간은 늘어나거나 새로 생성될 수 없습니다. 위에서 말씀드린 장치들도 공간이 있을 때 그 곳으로 치아를 미는것에 도움을 줄 뿐 없는 공간을 만들어내지는 못합니다. (물론 예전에는 공간이 있어도 그리로 미는 기술이 없어서 못 밀어낸 경우도 있었으니 새로운 장치는 그런면에서 가치가 있습니다)

4D 입체교정술이니, 무슨 특수 고안 장치로 모두 비발치로 가능하게 끔 공간을 얻어낸다느니 하는 것은 과장광고를 넘어 허위광고입니다. 설사 발치가 꼭 필요한 케이스를 비발치로 하여 튀어나온 입도 넣고 삐뚤빼뚤 겹친 이도 바르게 폈다면 이는 잘 보이지 않는 곳에 문제를 숨겨둔 것입니다. 잘 안보인다고 그 문제가 사라지는 것이 아닙니다. 깜쪽같아 보일지도 모르지만 마술은 초능력이 아니라 사실 모두 트릭일 뿐인 것과 같습니다. 과학을 거스를 수는 없습니다.

발치교정 케이스가 맞는데 비발치로 치료하게 되면 어떻게 되나?

실력있는 교정의가 진단하더라도 발치와 비발치의 경계선에 있는 상태, 소위 '보더라인 증례(borderline case)'라고 부르는 경우는 굉장히 빈번합니다. 발치를 하기에는 좀 과할 것 같고, 그렇다고 비발치로 하자니 공간이 모자라서 목표달성이 안될 것 같은 애매한 경우가 참 많습니다.

이런 경우 우선 비발치로 진행하면서 치아들의 위치가 변화하는 상태를 보고 발치 여부를 결정할 수도 있겠습니다.

제가 발치교정 케이스가 맞는데 비발치로 치료하면 어떻게 되나 하고 설명드리는 것은, 이렇게 애매한 '보더라인 증례'가 아니라 교정전문의의 판단으로 발치가 필요한 것이 명확한 상황인데 비발치로 치료했을 경우 어떻게 되나 입니다. 환자가 발치를 강하게 거부한 경우 (또는 매우 가끔 일부 교정의사가 환자를 잡기 위해 어필하려고..) 어쩔 수 없이 그렇게 진행한 케이스가 대부분이겠지요.

이렇게 환자의 강한 요구로 교정전문의의 판단과 달리 비발치로 진행한 경우를 저는 **"무리한 비발치 교정"** 이라고 얘기합니다.

보통 이를 뺀다는 것(발치)이 뭔가 과하고 더 큰(?) 치료방법이라는 느낌을 주기 때문에 '무리한' 이라는 단어는 '비발치'가 아니라 '발치'와 어울릴 것만 같습니다. 실제 여러 교정치과의 홈페이지에서 '저희는 무리한 발치교정을 하지 않습니다' 또는 '무리한 수술교정을 권하지 않습니다' '비발치 비수술 중심의 교정치과!!' 라는 문구로 어필하는 것도 많이 보이지요.

저는 이러한 문구를 볼 때마다 반감이 좀 들곤 했습니다. 앞에서 설명드렸던 바와 같이 발치교정은 환자 뿐 아니라 교정의사 입장에서도 가급적 하고 싶지 않은 것이 당연하기 때문에 '무리한 발치 교정' 이라는 것은 어차피 시행될 리가 없다고 보기 때문입니다. 환자도 교정의사도 원치 않는데 도대체 누구를 위해 무엇을 위해 (비발치로 가능한 것을)무리하게 발치로 교정을 한다는 것일까요?

제가 생각하기에 지금 이 시대에는 무리한 발치교정보다 **'무리한 비발치 교정'**이 더 많은 것 같습니다. 또 **'무리한 비수술 교정'**도 많아지는 것 같습니다. 환자분들이 발치나 (양악)수술을 꺼려해서 그런 것만이 아니라 경쟁환경 속에서 교정의사가 환자에게 어필하기 위해 발치를 동반해야 할 것도, 수술을 동반해야 할 것도 무리하게 비발치, 비수술로 진행하는 경우도 늘고 있는게 아닌가 해서 좀 씁쓸합니다.

'무리한 비발치 교정' 이라는 것에 대해 설명하기 위해 서론이 참 길어졌는데요 이제 이런 '무리한 비발치 교정'의 결과, 단점을 설명 드리겠습니다.

한 마디로 얘기하면 치아들이 모두 충분한 양의 뼈(치조골)로 둘러싸이지 못하는 상태가 된다는 것입니다. 정확히는 치근이라고 하는 치아의 뿌리가 충분한 양의 뼈로 둘러싸이지 못하는 상태가 되는 것입니다.

나무의 뿌리가 충분한 양의 흙으로 둘러싸이지 못하면 제대로 된 영양 공급을 받지 못하고 건강하지 못하게 됩니다. 화분의 크기에 비해 너무 많은 나무를 촘촘히 심게 되면 나무 뿌리들 간의 간격이 좁아져 하나의 나무 뿌리를 둘러싸는 흙의 양이 적어집니다.

화분은 치조골 즉 치아들이 배열될 뼈에 해당하고 나무는 치아들에 해당한다고 생각하시면 됩니다. 나무가 화분에 심어져 있는 것처럼 치아도 뼈에 심어져 있는 상태입니다. 턱은 좁고 치아는 큰 편인 사람은 화분은 작은데 그 안에 심긴 나무들은 크기가 커서 나무들 간의 간격이 너무 촘촘한 것입니다.

악궁확장이라고 해서 치조골이라는 뼈를 확장하는 방법도 많이 확장시키지는 못합니다. 또 확장이 불가한 사람도 많습니다.

즉, 화분의 크기를 키울 수 있다면 좋겠지만 그 크기는 보통 거의 정해져 있는 셈이고 결국 나무를 솎아줄 수 밖에 없습니다. 나무를 좀 덜어내야 남은 나머지 나무들이 모두 건강하게 자랄 수 있습니다.

저는 발치 교정을 이 나무 솎아주기에 비유합니다. 좁은 턱뼈에 무리하게 모든 치아를 배열하면 모든 치아가 충분히 건강한 상태를 보장받지 못하는 것입니다. 발치를 해줘야 남은 치아들이 가지런하게 배열되면서도 뼈에 충분히 둘러싸여 건강하게 유지 가능한 상태가 됩니다.

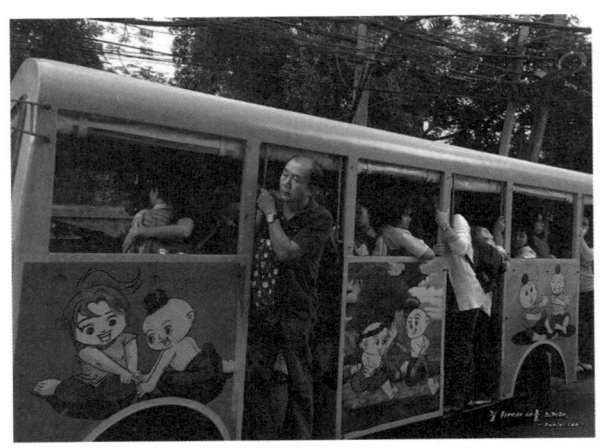

〈사진 8-1〉 버스의 크기에 비해 너무 많은 사람들이 올라타서 안전하지 못합니다. 공간이 많이 부족한 케이스인데 비발치로 진행하면 치아들이 처한 상황이 이와 같은 형국입니다.

무리한 비발치 교정에서 자주 보이는 패턴 2가지가 미니스크류를 이용한 비발치 교정과 악궁확장장치를 이용한 비발치 교정입니다.

먼저, 미니스크류를 이용해 모든 치아를 뒤로 미는 방법으로 이를 빼지 않고 튀어나온 입을 집어 넣겠다고 해봅시다. 입이 나온 정도와 이가 삐뚤한 정도가 큰 사람은 이런 방법으로 문제를 해결하려면 치아들을 굉장히 뒤로 많이 밀어야 합니다. 그렇게 되면 턱뼈가 충분하지 못한데 그 자리로 밀게 되므로 맨 뒤의 치아는 뼈에 충분히 둘러싸이지 못하는 처지가 되는 것입니다. 낭떠러지에 아슬아슬하게 밀리는 것입니다.

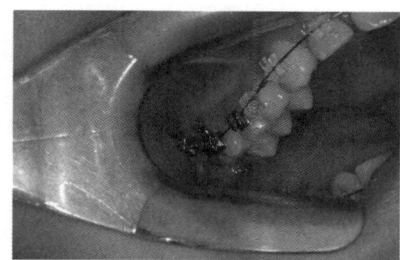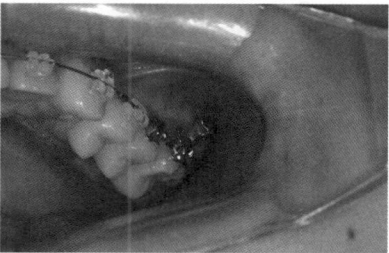

〈사진 8-2〉 부족한 공간으로 밀리고 있는 맨 뒷쪽 어금니

또 〈사진 8-2〉에서 보이듯 뼈가 충분하지 못한 낭떠러지 가까이로 치아를 밀게 되면 그 치아는 살기 위해 보통 위로 치켜 올라가고 바깥으로 뻐드러지게 됩니다. 붙어있는 금속장치의 위치를 보면 위쪽 치아 중 맨 뒤 어금니의 위치가 비정상적인 것을 아실 것입니다. 이런 경우가 굉장히 많이 보입니다. 치아가 건강한 상태가 되지 못할 뿐 아니라 맨 뒤쪽은 볼살과 치아 사이에 칫솔머리도 제대로 들어가기 힘들게 좁아져 위생관리도 불량해집니다. 칫솔질이 힘들어 충치에도 취약해지고 잇몸뼈로 충분히 둘러싸이지 못해 치주건강에도 불리한 상태가 됩니다.

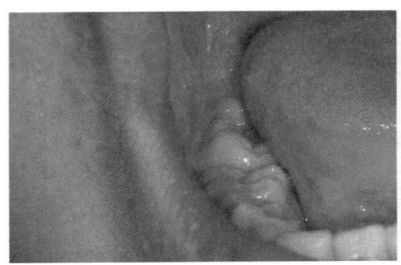 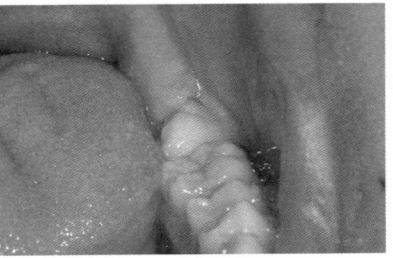

〈사진 8-3〉 부족한 공간으로 밀려 잇몸에 파묻히고 있는 맨 뒷쪽 어금니

〈사진 8-3〉을 보시면 아래쪽의 맨 뒤 어금니 같은 경우는 이미 뒤로 밀려서 잇몸에 파묻히고 있네요. 잇몸도 잘 부을 것이고 치아는 머리가 잇몸으로 덮입니다. 이 상황에서 더 뒤로 밀게 되면 좋지 않을 것이라는 것은 충분히 예상 가능하실 겁니다.

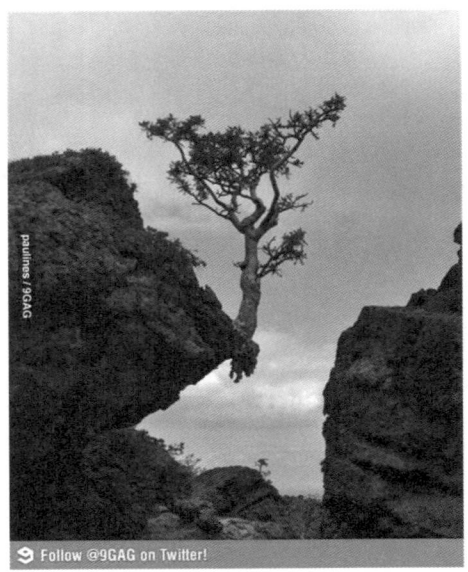

〈사진 8-4〉 미니스크류로 무리하게 뒤로 밀어서 공간을 확보하려다보면 맨 뒤의 치아는 벼랑 끝의 나무와 같은 상황에 처합니다. 뿌리가 흙 바깥으로 나와서 영양공급도 불충분해 보이고 불안하지요.

두번째로, 악궁확장장치를 통해 확장해서 얻을 수 있는 공간도 그렇게 많지 않습니다. 위와 같은 환자를 악궁확장만을 통해 비발치로 무리하게 배열하면 언뜻 배열이 성공한 것 같아 보이지만 치아들 바깥쪽(볼 쪽)은 뼈로 둘러싸인 양이 적어집니다. 그러나 잇몸이 덮고 있기 때문에 당장은 알 수 없습니다. 오랜 시간이 흘러 나이가 들어감에 따라 잇몸이 자연스럽게 치켜 올라가는 양 이상으로 잇몸이 올라가는(치은퇴축) 일이 벌어질 가능성이 높습니다.

🦷 비발치교정 케이스인데 발치를 해서 치료하게 되면 어떻게 되나?

지금까지 이야기한 것과 정반대의 상황입니다.
비발치교정으로 하는 것이 적합한 상황인데 발치를 해서 치료를 하면 공간이 넉넉해서 더 좋은걸까요?

아주 망하는 것은 아니지만 증례에 따라 굉장히 곤혹스럽게 될 가능성이 있습니다.
공간이 부족해서 이 문제를 해결하려고 발치를 하거나 그렇지 않으면 확장을 하고, 치아 다듬기(스트리핑)을 하고, 스크류로 밀고 등등 이런 이야기를 하다보니 공간부족이 늘 문제이고 공간이란 것은 많으면 많을수록 넉넉해서 좋은 것 아닌가 생각하실 수도 있습니다.
하지만 공간은 적절하게 있어야 하는 것이지 부족해도 많이 남아도 문제입니다.

턱과 치아 크기의 밸런스와 맞지 않게 공간이 많이 남으면 이 공간을 다 메꾸기 힘들 수도 있습니다. 한 방향으로 계속 밀면 얼마든지 메꿀 수 있을 것 같지만 치열은 3차원적인 말발굽 형태의 악궁상에 존재해서 의외로 그렇게 잘 되지가 않습니다.

또 그렇게 많은 공간을 메꾸다보면 위아래 턱이 맞물려 닫히는 정도가 달라져 안모가 악화될 수도 있습니다.

이제 과유불급이라고 공간이 너무 많아도 문제라는 것은 알겠는데, 그럼 비발치케이스인데 발치를 해버려서 공간이 많이 남는 경우는 왜 벌어질까요? 모두 드문 경우들이지만 가능한 상황들을 설명해 보겠습니다.

첫째로 치과의사의 오진입니다.

치아가 많이 삐뚤빼뚤하지만 안쪽으로 쓰러져 있는 정도가 큰 경우는 이를 바로 펴기 위해 언뜻 공간이 많이 필요해 보여서 발치를 해야 할 것 같지만 쓰러진 치아들을 바로 세우면 별로 그렇지 않은 케이스일 수 있습니다. 그래서 교정치과의사는 치아의 삐뚤빼뚤한 정도만 보지 않고 치열과 악궁, 그리고 반대악궁, 또 얼굴골격 전체를 종합적으로 보고 진단해야 합니다.

다음으로 치아가 충치 등으로 많이 상해 살리지 못하고 빼야 하는 상황입니다. 그런데 뼈의 상태가 좋지 못하거나 환자의 의학적 컨디션 등의 제한 조건으로 인해 임플란트도 하기 힘든 상황입니다. 이럴때는 교정적 분석으로는 비발치 케이스가 맞아도 어쩔 수 없이 발치교정 케이스로 진행할 수 밖에 없어서 어려운 길을 걸어야 합니다.

 마지막으로 환자분이 돌출감에 대해 과한 집착을 하는 경우입니다. 실제 돌출의 정도가 그다지 크지 않은데, 또 골격적 특성상 발치를 하는 것이 적합하지 않아 비발치로 진행해야 하는데 꼭 이를 빼고 입을 많이 집어 넣어서 외모를 개선하고 싶다고 고집하는 경우입니다. 나름대로의 컴플렉스여서 개선하고 싶은 강한 욕구가 있었음에 공감은 갑니다만 치과의사의 바른 치료법 제안에 잘 수긍해 주셨으면 좋지 않았을까 아쉬운 마음이 많이 드는 경우이지요.

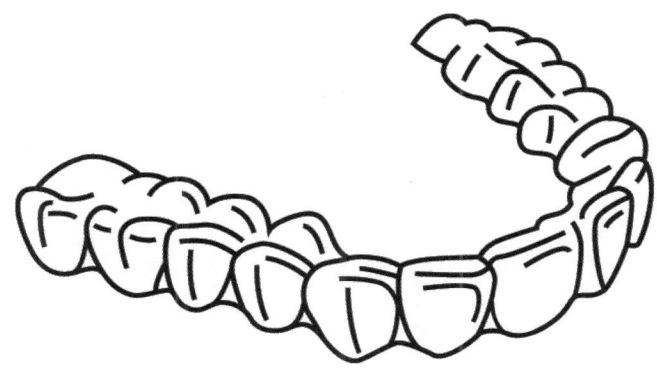

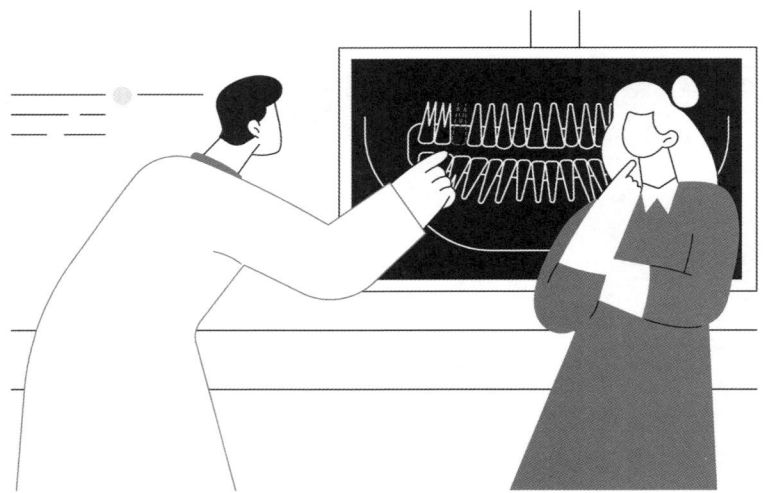

특별한 치아교정 이야기

09

설측교정/콤비교정이란 어떤건가요?

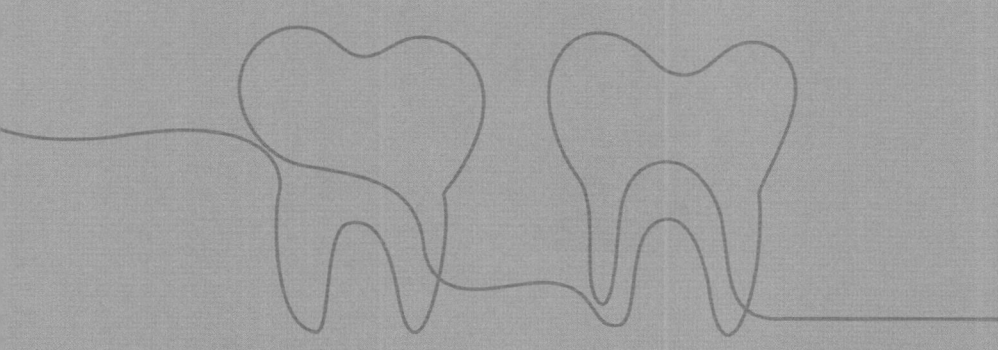

09 설측교정/콤비교정이란 어떤건가요?

설측교정이 뭐에요?

치아의 바깥쪽이 아닌 안쪽면, 즉 혀가 있는 곳에 가까운 치아의 뒷면에 브라켓과 와이어를 위치시키는 방법입니다. 그래서 '혀 설' 자를 써서 설측교정이라고 부르고 있습니다.

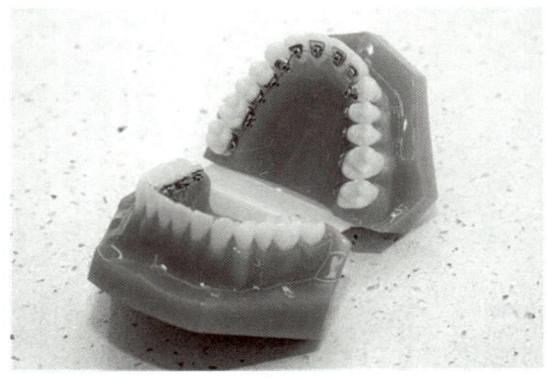

〈사진 9-1〉 설측교정장치 부착모습

🦷 설측교정은 왜 생겼나요?

설측교정장치는 1970년대부터 유럽, 일본 등에서 최초로 제안되었고, 그 이후 발전을 거듭하여 국내에서는 1990년대 후반~2000년대 초부터 본격 도입, 발전시켜 왔습니다.

설측교정장치를 만들게 된 이유는 투명교정과 똑같습니다. 심미적인 교정치료법에 대한 요구때문이죠.

바깥에 장치를 붙이고 와이어가 지나가는 가장 일반적인 교정의 단점, 우리가 교정치료를 망설이게 되는 이유 중 하나. 바로 2년정도의 긴 시간 동안 눈에 띄는 장치를 붙이고 다녀야 한다는 것이죠.

좀 티나지 않게 교정을 할 수 없을까 하는 고민에 대한 답으로 설측교정이 제안되었습니다.

🦷 설측교정을 하면 어떤 점이 좋은가요?

당연하지만 탄생 목적처럼 눈에 잘 띄지 않게 교정을 할 수 있다는 점이 최대 장점입니다. 바깥면에 장치를 붙이는 교정법에 비하면 심미성이 월등한 것이죠.

원래 거기까지 의도하여 만든 것은 아니지만 장점이 또 있는데요, 충치가 생길 가능성이 비교적 낮습니다.

이건 왜 그럴까요?

장치와 치아 사이에 낀 음식물이 빠지지 않은 채로 머물면서 충치를 유발하는데요, 구강청결을 유지 하는데 있어 양치가 가장 중요하겠지만 우리 몸의 자정작용, 자정능력도 매우 중요한 요소입니다.

그런데 이 입안에서의 자정작용에서 가장 핵심적인 역할을 하는 것이 바로 타액, 즉 침입니다. 우리 입안에서는 끊임없이 침이 분비되어서 침에 의해 음식 찌꺼기가 씻겨 나가고 침 속의 여러 항균성분도 청결유지에 도움을 줍니다. 이런 침이 많이 머무는 곳은 치아 바깥면과 볼 사이가 아니라 혀와 가까운 쪽이지요.

그래서 바깥에 붙인 장치 사이에 낀 음식물에 대해서보다 안쪽에 붙인 장치 사이에 낀 음식물에 대해서 침의 자정작용이 더 잘 일어납니다. 그래서 설측교정법은 일반 교정법에 비해 충치 발생 가능성이 낮습니다. 이것은 연구와 실험을 통해서도 증명된 사실입니다.(caries outcomes after orthodontic treatment with fixed appliances: do lingual brackets make a difference?

Monique H van der Veen 1, R Attin, R Schwestka-Polly, D Wiechmann, Eur J Oral Sci. 2010 Jun;118(3):298-303.)

물론 설측교정 장치를 했다고 해서 양치를 제대로 하지 않아도 충치염려가 없다는 것은 아닙니다. 또한 치아 바깥쪽에 장치를 붙이는 일반 교정을 하더라도 꼼꼼한 양치를 하면 충치는 막을 수 있습니다.

하나 더 장점을 꼽자면 외력에 의한 부상 가능성이 낮습니다. 격렬한 스포츠나 운동, 또는 아이들간의 장난 등으로 얼굴 특히 입주변과 뺨부위에 충격이 가해지는 경우들이 있는데요. 이 때 치아 바깥면에 붙인 장치에 의해 볼과 입술의 안쪽에 상처가 크게 날 수 있습니다. 물론 교정치료 중에 이런 부상을 당하는 일이 없도록 주의하는 게 더 중요하겠지만 설측교정을 하고 있다면 이런 상처를 입을 가능성이 더 낮습니다.

설측교정의 단점은 없나요?

역시 당연한 말이지만 장점만 있는 장치나 치료법은 없습니다.

우선 설측교정법은 치료 난이도가 높습니다.

초기에 다소 복잡한 기공과정이 필요하고 여기에서의 정밀성도 높게 요구됩니다. 치아의 안쪽면은 바깥쪽보다 더 불규칙하게 생겼고 사람마다의 생김새 차이도 더 크게 납니다. 또한 장치를 붙이기에도 더 어려운 모양새입니다. 그리고 치아 뒷쪽면에서 장치와 와이어를 조절하게 되다 보니 시술자도 더 고되고 입을 벌리고 있는 환자 분도 좀 더 인내심이 요구됩니다. 그리고 치아 이동의 역학(메커니즘)이 좀 더 복잡하여 시술자의 전문 지식과 숙련이 더 필요합니다.

그리고 치료비용이 높습니다.

조금 전 설명드린대로 추가적으로 복잡한 기공과정과 모델작업이 필요하고, 시술의 난이도가 높다는 것이 제일 큰 이유입니다. 또 치아 안쪽면에 붙이는 장치(브라켓)와 와이어는 일반적 교정에서 쓰이는 것보다 더 고가입니다. 시술자의 숙련도에 따라 전체 교정기간은 일반적 교정법과 그다지 차이가 없지만 치과에 1회 내원시마다 걸리는 치료시간은 좀 더 길게 걸리는 것도 또 하나의 이유가 됩니다.

다음으로 적응에 다소 시간이 필요합니다.

우선 혀가 있는 좁은 공간에 장치가 위치하다 보니 혀의 불편함, 입안이 좁아진 듯한 답답함을 초기에 느낄 수 있습니다. 또한 발음하는 것 역시 어느정도 영향을 받습니다. 물론 시간이 지나 적응하게 되어 바깥에 장치를 붙이는 일반 교정처럼 나중에는 원래 내 몸의 일부인 것처럼 자연스러워지지만 적응하는데 시간이 좀 더 걸리는 것은 사실입니다.

🦷 설측교정은 모든 케이스에 가능한가요? 또 치료기간이 더 걸리게 되는 것 아닌가요?

결론부터 말씀드리자면 설측교정에 대한 지식과 경험을 충분히 가진 시술자가 시행하는 경우 설측교정은 거의 모든 케이스에서 가능하며 일반적 교정법에 비해 치료기간이 더 걸리는 것도 아닙니다.

물론 설측교정으로 이루어내기 힘든 치아 움직임이 제법 있습니다. 그래서 난이도가 높습니다. 하지만 일반적 교정법에 비해 오히려 해결이 쉬운 부정교합도 있습니다. 그래서 교정치과의사는 치열과 안모 등 환자의 특성을 잘 분석하여 더 적합한 방법을 제안해야 합니다.

🦷 눈에 안 띄는 교정법으로 투명교정도 있는데 어느 게 더 낫나요?

장치가 눈에 띄는 문제를 해결하기 위해 탄생했다는 점에서 투명교정과 설측교정은 같습니다. 투명교정이 그 동안 많은 개선을 통해 예전보다 더 기술과 장치가 발전했지만 아직도 설측교정과 일반적 교정법 등 브라켓-와이어를 이용하는 교정법에 비해서는 정밀성이 다소 떨어집니다. 그리고 적합한 케이스의 범위도 좀 더 좁습니다.

그런데 오히려 투명교정장치를 통해 더 잘 움직일 수 있는 치열이 있습니다. (이것은 투명교정 관련 글에서 얘기 드리겠습니다) 그래서 꼭 어느 쪽이 확실히 더 낫다기보다 교정치과의사의 판단에 의해 적합한 장치를 선택하는 것이 중요합니다.

🦷 콤비교정이란 것도 같이 소개하는 곳이 있던데요?

눈에 더 잘 띄는 위쪽 치아는 설측교정장치로 하고 아래쪽 치아에는 바깥쪽에 붙이는 일반적 교정장치를 통해 교정하는 방법입니다.

콤비교정이란 말은 설측교정처럼 학계에서 통용되는 말은 아닙니다. 환자분들에게 설명하기 좋게 만들어졌는데 실제 많이 쓰이고 있습니다. 하프 링궐, 하프 설측교정이라고 부르는 곳도 있습니다.

이렇게 하는 이유는 단순합니다. 설측교정법이 위에서 설명드린 이유들에 의해 비용이 높기 때문입니다. 눈에 덜 띄는 방법으로 하고 싶지만 위아래 모두 설측교정법으로 하기에는 비용 부담이 되는 경우 선택할 수 있습니다.

우리가 웃을 때나 말할 때 아래쪽 치아들은 아래 입술에 의해 많이 가려져 있는 편이고 윗쪽 치아들이 잘 보이기 때문에 위쪽만 설측교정을 하는 것이죠.

재미있는 경우인데 윗쪽 치아는 바깥에 장치를 붙이고 아래쪽 치아는 안쪽에 장치를 붙이는 보통의 경우와 반대인 콤비교정이 있습니다. 물론 아주 드문 경우입니다.

정작 눈에 잘 띄는 윗쪽 치아에는 바깥에 붙여놓고 입술에 잘 가려지는 아래쪽 치아에만 안쪽에 장치를 붙여두다니 바보 아니냐구요?

이 때는 심미적 목적으로 콤비교정을 하는 것이 아닙니다. 플롯이나 단소 등의 악기를 부는 학생 또는 연주자들은 이 악기들을 위 아래 앞니 사이에 물었을 때 장치와의 부딪힘 등 연주에 지장이 없어야 하기 때문이랍니다^^.

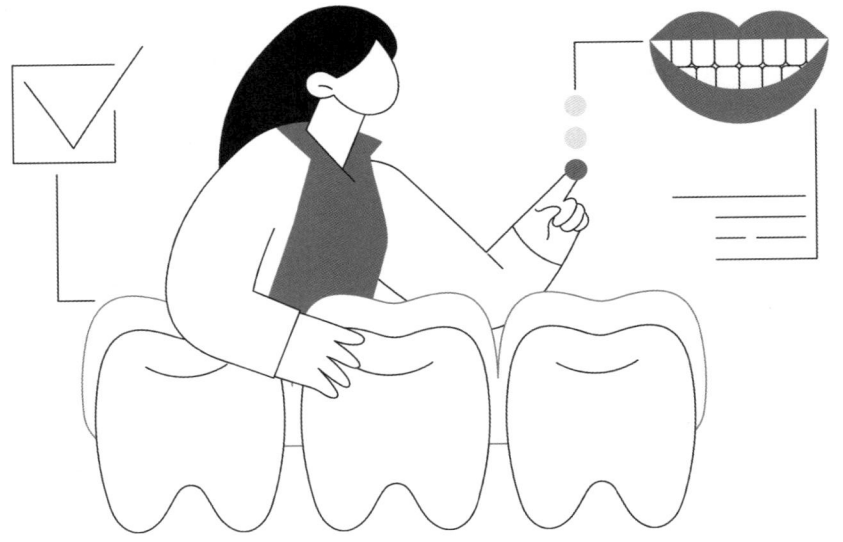

특별한 치아교정 이야기

10

1차교정의 의미

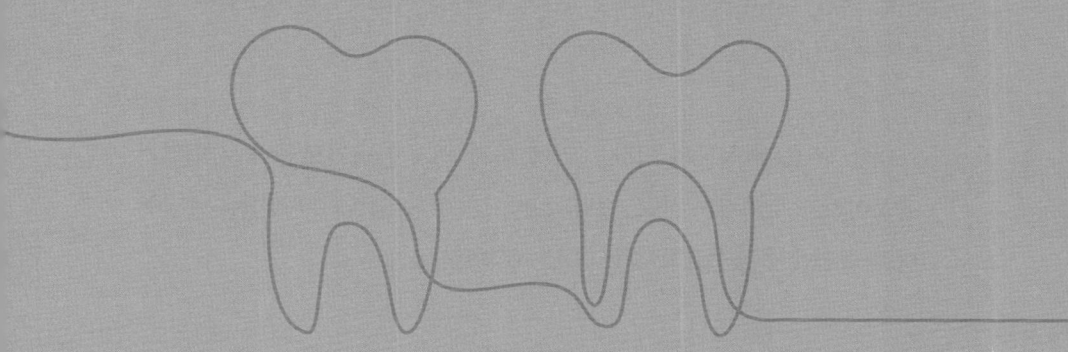

⑩ 1차교정의 의미

🦷 1차교정이란?

1차교정은 성장기교정, 조기교정, 예비교정, 예방교정 등 다양한 이름으로 불리며 턱교정이라고 부르는 곳도 있습니다.

브라켓 장치를 붙이고 와이어를 연결하든 투명교정 장치를 이용하든 영구치열기에 모든 치아를 움직이는 본격적인 교정 즉, 우리가 잘 아는 일반적인 교정을 2차교정이라고 부른다면 그 보다 앞서 어릴 때 먼저 행하는 교정이라고 해서 1차교정이라고 합니다. 예비교정도 비슷한 의미의 이름이겠네요.

대게 5~10세 정도의 어린 시기에 하게 되니까 조기교정 또는 성장기교정이라고 부르기도 하고, 그냥 두면 커지게 될 교정적 문제점을 예방한다는 측면에서 예방교정이라고 하는 것입니다.

턱교정이라고 부르는 것도 일리가 있습니다. 치열을 바르게 배열하기 위해 더 중요한 것이 치아들이 존재하는 바탕이 되는 윗턱과 아래턱입니다. 이 바탕이 되는 턱의 크기나 위치관계가 나쁘면 치열이 바르게 형성되지 못하거나 치아교정을 해도 한계가 있을 수 밖에 없습니다. 따라서 턱이 성장하는 시기에 턱의 성장방향과 속도를 어느정도 컨트롤 할 수 있다는 측면에서 턱교정이라는 말도 일리가 있다는 것입니다.

🦷 1차교정은 꼭 필요한가요?

1차교정에 대해 다들 가장 궁금해 하시는 부분이 이것일텐데요.
정말로 필요한 지, 안하고 그냥 나중에 일반적 교정만 하면 안되는 지, 안하면 혹시 나중에 후회할 일이 생기지는 않을지, 치과의 상술로 필요없는 치료를 권하는 것이 아닌지 고민스러우실겁니다.

1차교정의 필요성, 장점에 대해서는 교정학자들도 예전부터 많은 관심이 있는 주제여서 실제 여러가지 연구가 있었습니다. 그 과정에서 토론과 논쟁도 많았지요. 1차교정의 효과가 있다는 연구와 논문들만큼 효과가 별로 없다는 연구와 논문들도 제법 있어서 팽팽한 기싸움(?)이 있어왔습니다. 현재 명확하게 어느쪽이 맞다고 결론이 나지 못한 상태입니다.

다만 엄격한 실험조건에서의 연구가 아닌 실제 진료가 이루어지는 임상환경에 중점을 둔다면 다음의 3 가지 정도를 얘기드릴 수 있습니다.

1) 1급골격(턱의 크기와 조화는 정상)이면서 부정교합이 있는 경우는 치료 효과와 의미가 제법 있다고 볼 수 있다.
2) 2급골격(윗턱에 비해 아래턱이 작은 경우)의 부정교합에서는 치료효과가 상당히 있는 편이다. 하지만 너무 이른 시기에 하는 것은 효과가 별로 없고 혼합치열기(유치와 영구치가 같이 있는 시기)의 후반부에서 행했을 때 효과가 있다.
3) 3급골격(윗턱에 비해 아래턱이 큰 경우)의 부정교합에서 치료효과가 제법 있는데 위의 2가지 경우에 비해 더 이른 시기에 해야 한다.

치아가 아닌 턱의 조화를 기준으로 1, 2, 3급 골격을 나누기도 하는데 1차교정은 턱이 성장하는 시기에 이루어지므로 이렇게 나누어 다루는 것이 중요합니다.

턱의 문제는 없고 외모가 좋은 편인데 치아 한 두개가 거꾸로 물리거나 삐뚤게 나거나, 또는 특정 치아가 다른 치아에 걸려서 나오고 있지 못하거나 악궁이 좁아서 턱의 비대칭 소견이 있는 경우에는 악궁을 넓혀주는 장치나 특정 치아를 움직이는 장치 등을 이용해 교정해 주는 것이 더 큰 문제로 이어지는 것을 막을 수 있습니다.

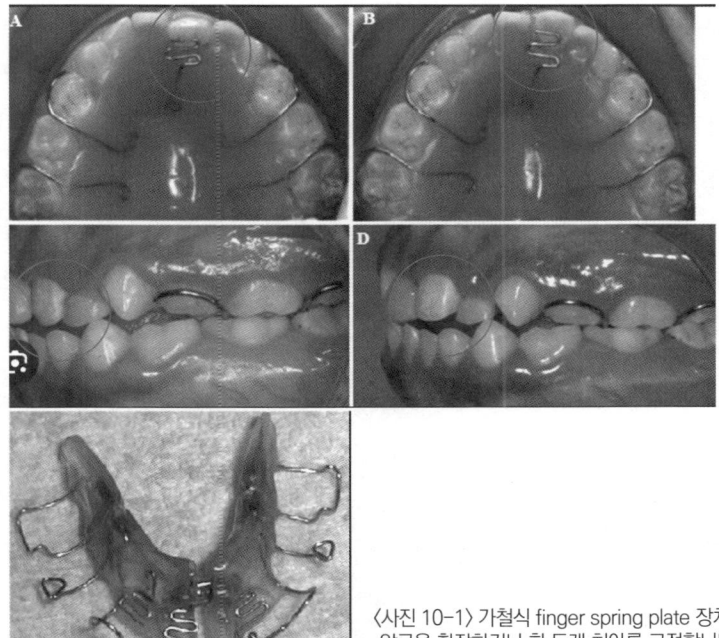

〈사진 10-1〉 가철식 finger spring plate 장치
– 악궁을 확장하거나 한 두개 치아를 교정합니다.

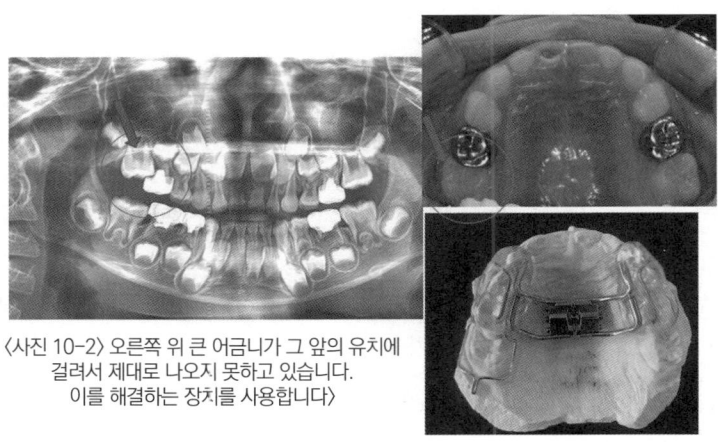

〈사진 10-2〉 오른쪽 위 큰 어금니가 그 앞의 유치에
걸려서 제대로 나오지 못하고 있습니다.
이를 해결하는 장치를 사용합니다〉

2급 골격같이 아래턱이 작은 어린이는 심할 경우 입을 편안히 다물기 힘들기도 합니다. 또 윗쪽 앞니가 너무 앞으로 뻗어 있어 부딪힘에 의해 치아파절 위험이 있기도 합니다. 아래턱이 작으면서 돌출형인 경우 나중에 발치교정이 필요할 가능성이 높습니다. 이럴 때 아래턱의 성장을 촉진하는 장치(액티베이터, 바이오네이터, 트윈 블락 등)를 이용해 1차교정을 해주면 2차교정의 난이도와 기간을 낮춰주거나 발치가 아닌 비발치교정이 가능해지는 경우도 있습니다.

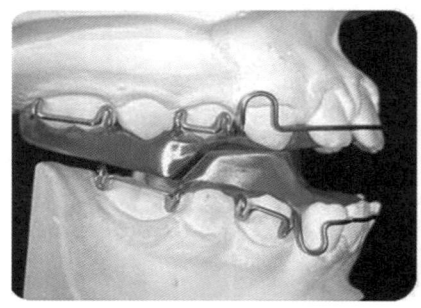 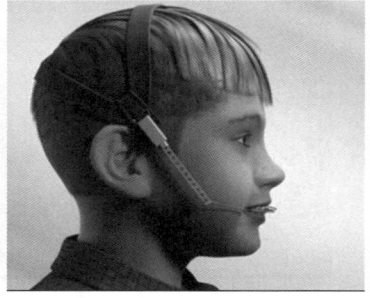

〈사진 10-3〉 2급 골격성 부정교합에 쓰이는 장치 (좌)트윈블럭, (우)헤드기어

3급 골격은 흔히 주걱턱 또는 앞니가 거꾸로 물리는 경우를 말합니다. 사실 동양인들이 선호하지 않는 외모의 타입이기도 하고 교정을 통해 효과를 보기 힘들기도 한 유형입니다.

아래턱이 큰 타입이지만 대게 윗턱이 좁고 작은 문제를 같이 가지고 있습니다. 그리고 이 때 하는 1차교정의 주요 타겟도 아래턱보다 윗턱입니다. 흔히 페이스마스크라고 불리는 장치를 사용합니다. 물론 비슷한 원리의 다른 장치들도 있습니다.

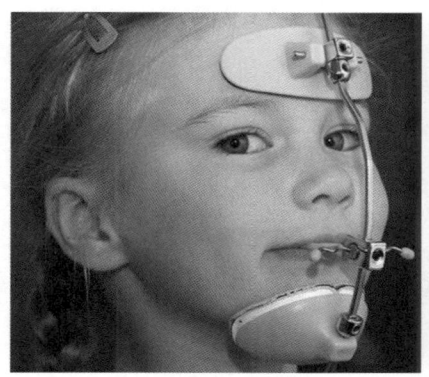 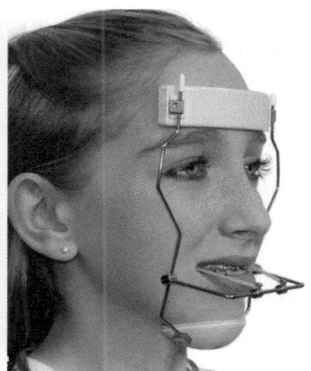

〈사진 10-4〉 3급 골격성 부정교합에 흔히 쓰이는 페이스마스크 장치

사실 아래턱의 성장은 유전에 의해 결정되며 성장잠재력을 가진 아래턱의 과도한 성장을 인위적으로 막아내는 것은 힘듭니다. 교정장치들은 아래턱은 밑으로 내려서(회전시켜) 앞으로 나와보이는 정도를 줄여주는 것이지 아래턱 크기 자체를 줄이거나 성장을 멈추게 하는 것은 아닙니다. 또 작고 좁은 윗턱을 넓히고 앞으로 성장 촉진 시키는데 더 중점을 둡니다.

그래서 3급 골격의 경우 1차교정을 오랜 시간 했음에도 나중에 결국 수술교정이 아니면 근본적 해결이 되지 않는 케이스도 제법 있습니다.

이런 경우 많은 실망을 하시게 되는데요. 들인 시간과 노력을 생각하면 부모님도 아이도 그리고 진료한 치과의사도 그런 실망감에 빠질법도 합니다.

교정치과의사는 가족력(유전)을 살피고 본인의 경험을 기반으로 최대한 예측을 하지만 명확한 예측법은 없습니다. 너무나 명확히 나중에 수술이 필요할 것으로 보일 정도로 주걱턱 성향이 강하면 1차교정은 물론 청소년기의 2차교정도 하지 않고 관찰하자는 결론을 내기도 합니다. 하지만 그렇지 않을 때는 되도록 조기에 (가급적 6~9세) 1차 교정을 들어가는 것이 좋습니다. 이렇게 하여 나중에 수술교정을 할 가능성을 줄일 수 있고 수술을 하더라도 수술량을 줄여 준 효과가 있기 때문에 노력의 의미가 있다고 봅니다.

1차교정은 어디까지인가요? 어디서부터 2차교정인가요?

 1차교정은 성장기에 이루어지므로 장치를 착용하면서 성장을 추적 관찰하게 되므로 기간이 긴 편입니다. 치과에 자주 오는 것은 아니지만 말입니다.
 사용한 1차교정장치의 효과가 충분히 나타났고 또 유지되는 것을 확인하는 것이 필요하며 상황에 따라 다르므로 딱 언제까지 1차교정을 종료하겠다고 말할 수가 없습니다. 사용하는 장치도 턱의 성장을 촉진/제어하는 장치 뿐 아니라 흔히 쓰는 브라켓-와이어를 일부분 붙여 같이 쓰는 경우도 있기 때문에 사용하는 장치를 기준으로 여기까지가 1차, 여기부터가 2차교정이라고 할 수도 없는 것입니다.

 1차 교정을 행한 치과의사가 1차교정의 목적인 턱의 조화로운 성장,

나중에 더 큰 문제를 야기할 치아의 위치 수정, 그리고 안정적 유지를 달성했다고 판단하는 시기까지입니다. 그 이후 2차교정이 필요할 지 필요하다면 언제부터 시작할지를 상담하게 됩니다.

개인적으로는 1차교정이 성장기에 이루어지므로 성장의 추적관찰은 충분히 하되 2차교정과의 텀이 짧아 총 교정기간이 너무 길어져 아이와 보호자가 지치는 것은 방지하는 것이 좋겠다고 생각합니다.

🦷 1차교정은 언제 시작해야 하나요? 구강검진에서 빨리 가 보라고 했어요.

부모님이 아이의 치아를 보고 뭔가 이상하다, 보기에 좋지 않다해서 교정치과로 데려오시는 경우도 있지만 학교 구강검진에서 또는 충치치료 하러 들린 다른 치과에서 부정교합이 있다는 얘기를 듣고 내원하는 경우도 많습니다.

교정치료를 통해 되도록 빨리 문제를 개선해주어야 할 경우도 있으나 대부분 시급하지는 않습니다. 또 1차교정이 필요하더라도 당장이 아니라 성장을 계속 추적 관찰하며 본격적으로 개입할 시기를 결정해야 합니다. 교정전문의가 보고 언제 개입할 지를 결정하는 것 자체가 이미 진단이며 또한 치료방법의 하나라고 봅니다. 즉 아이가 내원했을 때 보고 판단할 때부터 진료는 이미 시작된 셈입니다. 무조건 무엇이라도 장치를 만들거나 붙여서 당장 치료를 시작하려 하는 치과는 피해야 하며 부모님도 조급

해 하시지 말아야 합니다. 그렇지 않으면 1차교정은 예방진료가 아닌 과잉진료가 되고 맙니다.

🦷 1차교정의 최대 무기 - 성장

　1차교정의 효과와 필요성에 대해 논란이 있고 지금도 뚜렷하게 결론난 것이 없는 상태라고 말씀드렸지만 1차교정만이 가진 특징, 1차교정만이 활용할 수 있는 무기에 대해서는 꼭 말씀드리고 싶습니다.

　1차교정은 바로 '성장'이라는 최대무기를 활용할 수 있다는 점에서 매우 의미가 큽니다.
　성장이 완료된 청소년기 이후에는 하고 싶어도 못하는 것입니다. 그 때는 이미 확정된 턱의 크기나 위치를 두고 그 조건 하에서 치열을 교정할 수 밖에 없습니다. 즉 제한 사항이 걸린 것입니다.
　아래턱이 윗턱보다 크거나 작은 경우, 더 돌출되어 있거나 후퇴된 경우에는 그 상태에서 위 아래 치아를 맞물리게 할 수 밖에 없어서 정상적 턱의 관계 때보다 훌륭하지 못한 치아각도나 맞물림으로 마무리지을 수 밖에 없습니다.

　물론 턱의 관계가 아주 이상적인 경우는 우리가 컴퓨터 미인을 찾는 것처럼 말그대로 이상적인 것이고 대부분의 사람들은 어느정도 위아래턱의 부조화를 가지고 있습니다. 하지만 이 부조화의 정도가 크면 클수록 치아교정 결과의 수준은 떨어지거나 심한 경우 수술을 동반한 교정이 아니고서는 교정의 의미가 없는 케이스가 되고 맙니다.

그렇기 때문에 '성장'이라는 무기를 이용하여 턱의 조화로움을 찾아주는 1차교정은 장점이 분명히 있다고 하겠습니다. 신중한 분석과 진단으로 적절한 케이스에 대해 적절한 시기에 이루어져 아이와 부모, 치과의사 모두가 만족하는 교정이 되기를 바랍니다.

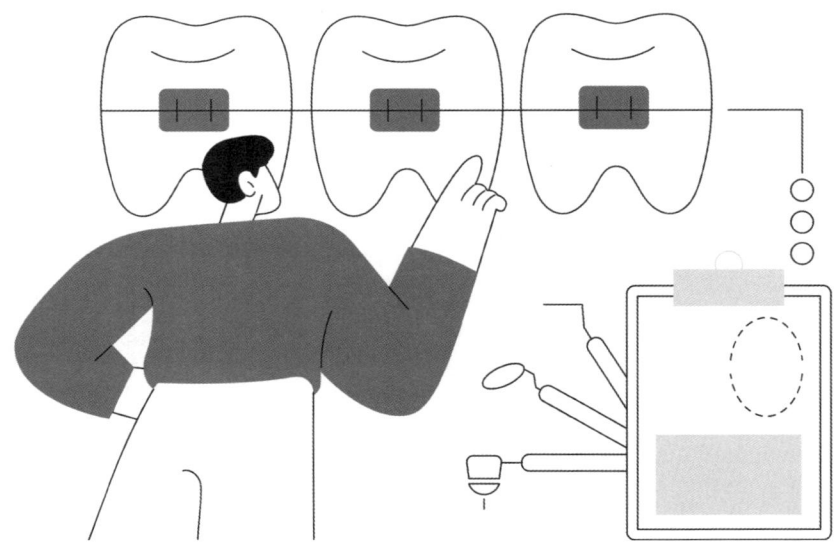

특별한 치아교정 이야기

11

투명교정

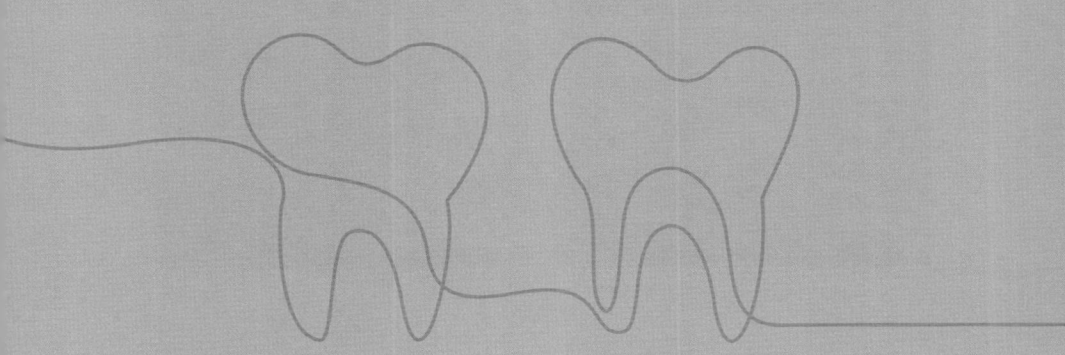

⑪ 투명교정

🦷 투명교정이란?

아래 사진과 같이 치열전체를 감싸는 플라스틱과 비슷한 재질로 만들어진 장치를 이용해 교정하는 것을 말합니다. 이러한 장치를 다음 세트로 바꿔 사용하며 치아를 현재상태로부터 조금씩 조금씩 움직여가게 됩니다. 원하는 최종 결과를 얻기 위해 보통 수십개의 세트가 필요합니다.

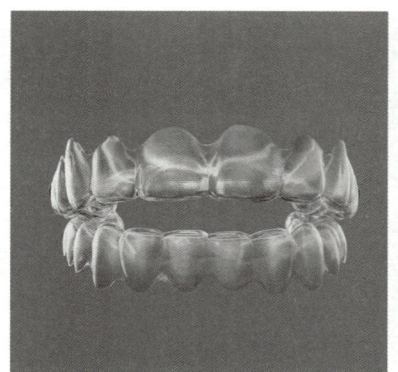 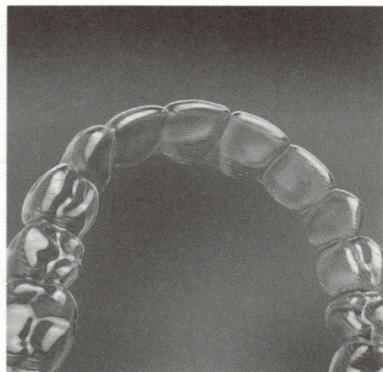

〈사진 11-1〉 투명교정장치

🦷 투명교정은 왜 생겼을까요?

조금 재미없을 수(?)도 있는 이야기를 해보겠습니다^^
투명교정이란 것은 왜 생겼을까요?

기존의 브라켓과 와이어를 이용하는 교정법의 단점이 미관상 보기 좋지 않다는 것입니다. 초기에 많이 쓰이던 금속 브라켓으로부터 이제는 심미성을 위해 개발된 치아색의 세라믹 브라켓으로 진화했습니다만 여전히 금속재질의 와이어가 지나가서 눈에 잘 띄게 됩니다.

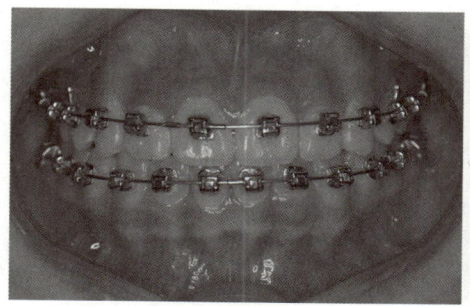 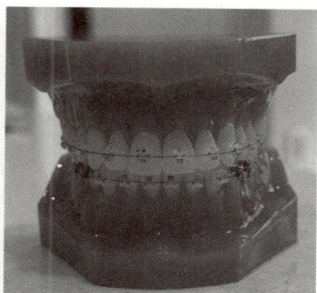

〈사진 11-2〉 브라켓, 와이어를 이용한 일반적 교정법

그래서 심미성 문제를 근본적으로 해결하는 방식으로 고안된 것이 2가지 있는데, 치아의 뒷쪽면에 브라켓을 붙이는 설측교정과 (반)투명한 장치를 이용한 소위 투명교정이 있습니다.

사실 '투명교정'이라는 용어는 정식으로 인정된 용어는 아닙니다만, 달리 마땅한 명칭이 없고 통일된 용어도 없는 것으로 알고 있습니다. 외국에서 Clear Aligner라고 하는 것을 번역하여 많이 쓰이고 있는 명칭이 투명교정인 것으로 알고 있습니다.

투명교정장치를 이용한 교정법이 1950년대부터 고안되어 사용되고 있었는데 처음에는 심미성을 목적으로 개발된 것은 아니었습니다.

일반적인 브라켓-와이어를 이용한 교정의 막바지에 아주 조금 삐뚤함이 남아 있는 부분을 마무리 할 때, 또는 예전에 교정치료 한 것이 재발된 케이스처럼 역시 앞니가 조금 삐둔 상태일 때 이 부분을 간단하고 빠르게 해결할 수 없을까 생각했었는데요.

치아가 바르게 정렬된 모양을 띠는 플라스틱 틀을 약간 힘을 주어 끼우면 치아가 그 틀에 맞게 움직여 바르게 될 것이라는 간단하지만 기발한 아이디어였죠.

현재의 치열과 최종목표인 치열이 차이가 많이 난다면 장치를 끼우는 것 자체가 힘들테고 치아에 무리도 많이 가며 통증도 심할 것입니다. 그래서 치아를 지금보다 아주 조금 움직인 모양의 틀을 먼저 끼고, 거기서 또 조금 움직인 모양의 틀을 끼고 그 다음 틀을 끼고, 그렇게 조금씩 움직여가면 최종 목표에 도달할 것이라고 보았습니다.

이렇게 작은 이동 정도는 플라스틱 틀을 몇 번 바꿔 끼우면 가능할 것이라 생각했고 어느정도 성공을 거두었습니다.

그런데 브라켓-와이어를 붙여서 교정을 하다가 막바지에만 이렇게 할 것이 아니라 아예 처음부터 끝까지 이런 플라스틱 틀을 계속 바꿔 착용해 가며 교정을 할 수는 없을까 생각했죠. 그렇게 하여 발전을 거듭한 것이 지금의 투명교정 시스템입니다.

그런데 왜 처음부터 끝까지 이런 플라스틱 틀을 이용해서 교정하는 방법을 생각했을까요? 당연하게도 그 장치가 브라켓-와이어보다 눈에 덜 띄고 보기에도 나았기 때문입니다. 그래서 현대에 투명교정을 하는 이유는 당연하게도 심미성, 즉 보기에 더 낫기 때문입니다.

‘투명치과’ 사태, 그리고 투명교정의 한계

2천년대에 서울 한복판에 투명치과라는 이름으로 빌딩 하나를 다 쓰면서 소위 투명교정만을 시행하는 큰 교정치과가 생겼었습니다. 지금보다 훨씬 투명교정이 덜 발전된 시기라서 투명교정만을 가지고 모든 교정 케이스를 치료한다는 것이 의아했죠.

더구나 매우 저렴한 교정비용을 내세우며 환자들을 어마어마하게 유치했고 그렇게 저렴한 비용에 저렇게 많은 환자를 그것도 성능이 많이 미흡한 투명교정장치로 제대로 치료해 낼 수 있을까 우려가 컸습니다.

역시나 그 치과는 환자들로부터 선금을 받은 후 돌연 폐업하고 대표치과의사는 잠적하였습니다. 치료 중이던 환자들은 문을 닫은 치과 앞에 장사진을 쳤고 이 사건은 지상파 언론에도 보도되었었지요.

그 사건을 조사해보니 심지어 투명교정장치의 재료도 비용을 줄이기 위해 의료용으로 허가되지 않은 공업플라스틱을 이용해 만들고 있었음이 드러났습니다.

이 사태를 통해 가뜩이나 성능이 브라켓-와이어에 비해 미흡하던 투명교정은 그 이미지가 더 크게 실추되었고 국내에서는 한 동안 투명교정이란 말을 꺼내거나 투명교정으로 치료한다고 하는 것 자체가 쉽게 시도하기 어려운 일이 되었었습니다.

투명교정의 발전 – 미국 I 제품과 국내 업체들의 추격

하지만 미국에서는 Align Technology라는 회사가 Invisalign(인비절라인)이라는 브랜드의 투명교정장치를 개발하여 2천년대부터 꾸준히 발전시켜왔습니다.

인비절라인 역시 초창기에는 많은 미흡함이 있었고 학계와 업계에서의 많은 혹평도 있었습니다. 또 아무리 애를 쓰고 개량해봐야 그렇게 생긴 장치로 제대로 된 교정, 또 복잡한 이동이 필요한 교정이 될 리가 없다는 시각이 우세했습니다.

하지만 그런 시각이 구색할만큼 인비절라인은 상당히 많은 진보를 이루어 냈습니다. 현대 교정의 새로운 무기인 미니스크류와 함께 쓰는 경우라던가 어렵다고 여겨지던 발치교정에서도 처음보다 큰 개선이 이루어졌습니다.

아주 간단한 치아이등만 가능한 수준에서 이제는 웬만한 케이스에서 제법 훌륭한 결과들을 많이 만들어내고 있습니다. 그리고 앞으로도 계속해서 연구개발을 통해 더 좋아질 것으로 보입니다.

투명교정의 수요가 전세계적으로 높고 어느 정도 성과를 보이자 이제 각국에서 인비절라인을 추격하는 후발업체들이 매우 많이 생겨났고 우리나라도 예외가 아닙니다.

이제는 우리나라의 임플란트 업체 대부분이 자체적인 투명교정 브랜드들을 내어놓고 있고 치과의사, 교수님들 중에서도 개발하여 내놓은 것이 있습니다.

후발 주자인 만큼 업계 선두인 인비절라인에 비하면 현재로서는 뒤쳐진 부분이 꽤 있는 것이 사실입니다만, 임플란트에서 그러하였듯이 투명교정에서도 우리나라 치과계가 두각을 나타낼 수 있는 날이 올 것으로 믿습니다^^

🦷 투명교정은 어떤 과정으로 진행되나요?

일반적인 교정법처럼 먼저 최초의 상태를 기록해내야 하는데요. 입안의 본을 떠서 모형을 만들기도 하지만, 요즘은 대게 구강 스캐너라는 장비를 통해서 입안을 촬영합니다. 그러면 아래와 같이 전체 치아의 3D 모델이 만들어집니다.

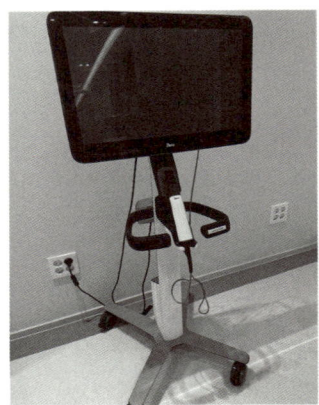

〈사진 11-3〉 구강 스캐너

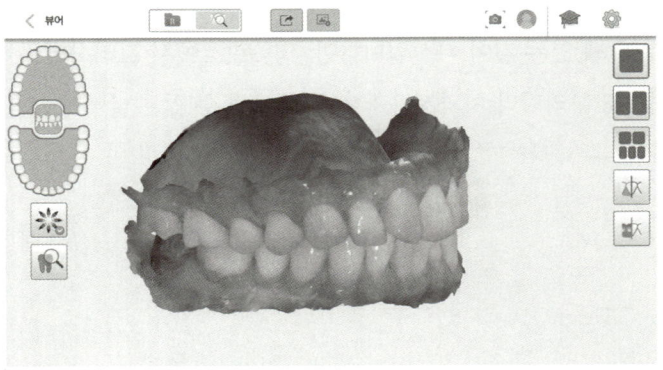

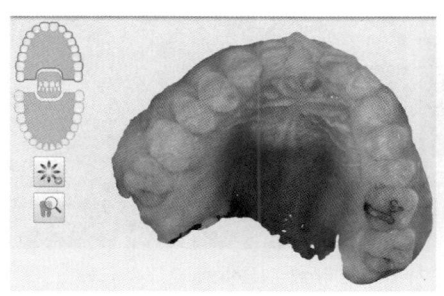 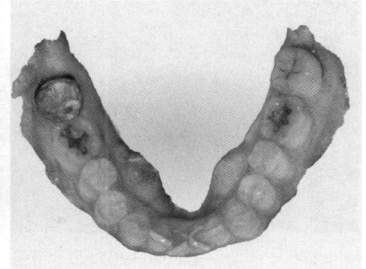

〈사진11-4〉 구강스캐너로 채득한 3D 모델

이 모델은 이리 저리 돌려볼 수 있고 다양한 각도에서 관찰 가능하므로 디지털 카메라를 통한 사진이나 치과의사가 눈으로 입안을 관찰하여 알 수 있는 것보다 많은 정보를 줍니다.

이제 이렇게 스캔된 파일과 치과의사가 전달하고 싶은 치료목표와 특이사항을 묶어 투명교정 회사에 전송하면, 회사에서는 AI(인공지능)를 이용한 자체적 프로그램을 통해 치료과정 및 치료 결과 모델을 만들어냅니다.

치과의사는 이것을 받아서 검토하게 됩니다. 컴퓨터 모델 상이 아니라 실제 사람의 구강 내에서 일어날 수 있는 움직임인지, 무리한 이동은 없는지 등을 체크합니다. 그리고 본인의 경험과 지식을 활용하여 각 치아 하나하나의 움직임을 컴퓨터로 세부 수정해 나갑니다.

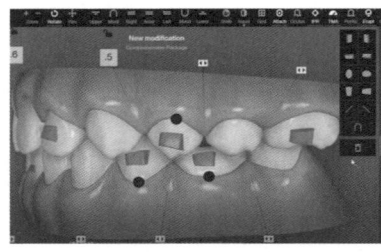 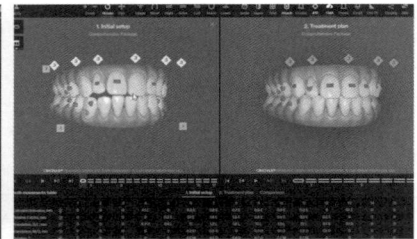

〈사진 11-5〉 3D 컨트롤로 치아들의 움직임을 설정하는 모습

치과의사가 수정을 거쳐 최종안을 확정하면 투명교정회사에서는 그 계획대로 투명교정장치들을 만들어서 보내줍니다.

이제 치과의사는 전달받은 장치의 첫 번째 세트를 환자 입안에 맞춰보고 이상이 없는지를 체크하며 환자에게 장치착용 및 주의사항 교육을 하게 됩니다.

투명교정의 내원 간격은 일반적인 교정치료법보다 깁니다. 즉, 일반적인 교정법만큼 치과를 자주 오지 않아도 됩니다. 다음번에 언제 올지, 다시 말하면 장치를 몇 번째 세트까지 낀 다음 치과에 다시 올 지는 치과의사가 판단하여 알려주게 됩니다.

매번 올 때마다 장치가 잘 맞는지, 치아들이 계획대로 순조롭게 잘 이동되고 있는 지를 보게 되며 장치가 잘 맞지 않을 경우 장치를 조절하거나 부가 장치를 붙이거나 또는 새로 스캔하여 장치를 다시 만들도록 회사에 의뢰합니다.

🦷 투명교정에서 치과의사는 뭘 하는 걸까?

투명교정에서 치과의사가 하는 일이 무엇인지 궁금해 하는 경우가 있는데요. 이 궁금증에는 사실 부정적인 뜻이 숨어 있습니다.

투명교정을 받는 환자 입장에서 보면 치과에 내원했을 때 매번 새로운 장치를 전달해주는 것 말고 치과의사가 하는 일이 그다지 없어 보이니까요.

장치를 체크하는 것 같긴 한데, 어쨌거나 그 동안 준 장치 잘 꼈는지 물어보고 쓱 본 다음 앞으로 쓸 새로운 몇 개 세트를 또 내어 줍니다. 교정하기 전에 스캐너로 입안을 스캔한 거 말고는 투명교정 회사에 의뢰해서 받아온 장치를 그냥 전달해 주는 역할 같습니다.

이 정도 하면서 비용은 왜 그리 비싸게 받는건지, 또 이럴거면 그냥 치과 필요없이 투명교정회사랑 직접 연락해서 장치를 받아 끼우면 되는 것 아닌가도 싶습니다.

사실 이것은 치과계에서, 특히 교정치과계에서 뜨거운 이슈입니다. 미국에서는 비싼 치과 치료비 때문에 셀프 충치치료 기구세트를 마트에서 파는 경우도 많습니다. 그리고 이 투명교정에 있어서도 치과와 치과의사를 배제하고 고객(환자)과 투명교정 제작회사가 직접 거래(?)하여 치료를 하는 서비스도 시도 되었습니다.

어찌보면 자연스러운 현상입니다. 비용은 높은데 필요없어 보이는 단계가 있어서 비싼 것 같으면 그 단계를 줄이거나 없애고 싶은 것은 당연하니까요.

그럼 환자에게 만들어진 장치를 전달해주는 일만 하는 것 같으니 투명교정법으로 인해 교정치과의사의 일은 현격히 줄어들었을까요?
결론부터 말하면 현재 상황으로는 전혀 그렇지 않습니다.

장치를 단순히 전달하는 것 뿐 아니라 진척 상황을 체크해야 하고 필요하면 장치를 조절하거나 새로 만들지 결정도 해야 합니다. 그런데 그보다 더 중요하면서도 더 많은 시간을 쓰는 일은 환자랑 만날 때가 아니라 컴퓨터 앞에서입니다.

투명교정회사가 AI 프로그램을 이용해 치료과정과 장치를 설계해 내지만 그것을 그대로 받아서 수정없이 쓴다고 교정이 제대로 되는 것이 아니기 때문입니다. 최초의 치료과정과 장치 설계 제안을 치과의사가 검토하면서 수정을 해야 하며 때로는 굉장히 많은 수정을 여러번 해야 하는 경우도 있습니다.

저는 투명교정에서 치과의사가 컴퓨터를 통해 치아들의 세부 움직임을 조절하고 셋팅하며 원하는 최종 목표에 다다르기 위해 작업하는 과정을 컬링에 비유합니다. 원하는 자리로 '돌'을 가져가기 위해 부지런히 빗자루 같은 기구로 바닥을 문지르며 경로를 가이드하고 수정해 주잖아요. 그것과 같은 과정으로 생각할 수 있겠습니다.

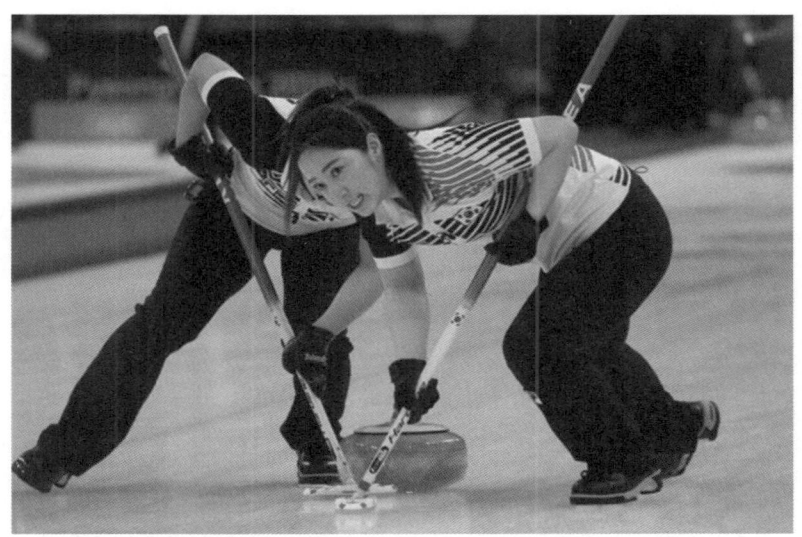

2018년 2월 7일 평창동계올림픽 강릉컬링센터에서 2018평창동계올림픽 컬링 믹스더블에 출전한 이기정, 장혜지가 실전 경기를 앞두고 훈련하고 있다.

〈사진 11-6〉 열심히 경로를 수정하는 컬링 선수들

지금도 투명교정회사들은 치과의사가 이렇게 검토하며 수정한 것을 가지고 AI들을 계속 학습시켜 자신들이 보유한 AI프로그램들을 발전시켜 나가고 있습니다. 언젠가 AI프로그램의 성능이 훨씬 뛰어나져서 사람이, 즉 치과의사가 전혀 손 댈 필요없이 훌륭한 치료과정과 장치 설계를 해내는 날이 올 지도 모릅니다. 그 때는 진짜 교정치과의사가 필요없어질 수도 있습니다. 모델이 아닌 사람이라는 생물체 내에서의 반응까지 감안해서 설계를 해야 하기 때문에 단시일 내에 그 정도까지 되기는 힘들 것으로 보이지만 말입니다.

아무튼 현재로서는 투명교정법으로 치료 할 때 치과의사의 일은 줄기는 커녕 더 늘어났다고 호소하는 선생님들도 많은 상황입니다. 환자분들이 보는 앞에서의 일은 줄어든 것 같지만요.

투명교정회사들은 장치비용을 점점 더 높게 청구하고 있습니다. 더 발전된 AI프로그램과 장치의 업그레이드를 통해 치과의사가 수정해야 할 것을 많이 줄여줬고 자기들의 역할이 더 크다는 것이지요.

지금은 교정치료의 부작용이 일어났을 때의 책임, 치료 결과에 대한 모든 책임은 치과의사가 지도록 하고 있습니다. AI프로그램을 더 발전시켜 확실한 자신감이 생겼을 때는 회사 자신들이 이제부터 모든 책임을 질테니 치과의사와 치과를 배제하고 자신들이 환자와 직접 계약하겠다고 나올지도 모르겠습니다.

사실 이것은 교정만의 문제가 아니라 앞으로 세상이 발전하면서 여러 가지 분야에서 사회적 이슈가 될 것입니다. 미래는 어떻게 될까요? 사람의 역할과 사람의 의미는 어떻게 변할까요?

🦷 투명교정이 적합한 케이스

투명교정이 2000년대부터 지금까지 급격한 발전을 이루어서 지금은 꽤 많은 증례에서 좋은 결과를 보이고는 있지만 여전히 브라켓-와이어라는 전통적 장치를 이용한 일반 교정법에는 못 미칩니다. 앞으로 점점 격차가 더 줄어들 수는 있겠지만요.

특히 많은 양의 치아이동이 필요하거나 비대칭적인 이동 등 복잡한 케이스로 갈수록 투명교정은 약점을 보입니다. 하지만 투명교정이 일반교정법보다 항상 성능이 낮은 것은 아닙니다. 오히려 몇가지 치아이동 타입에서는 더 쉽게 더 우수한 결과를 보이기도 합니다.

따라서 투명교정은 교정전문의가 잘 판단하여 적합한 증례에 있어서 요긴하게 써야합니다. 때로는 일반 장치와 섞어 쓸 수도 있습니다.

투명교정이 효율이 좋은 타입으로는 위 아래 앞니가 깊게 물리는 과개교합, 앞니가 서로 뜨는 개방교합, 악궁이 좁은 케이스, 치열이 삐뚠 정도가 경미한 케이스, 일반교정치료 후 재발되어 재치료하는 케이스 등이 있습니다.

물론 투명교정 장치의 특성답게 심미성을 중요하게 생각하는 경우라면 더욱 그렇습니다. 방송인, 강연자, 대인관계에서 말을 많이 하는 사람, 서비스직, 외모에 신경을 많이 쓰는 사람, 또 일반장치의 찔림/탈락 등으로 공부에 신경쓰이면 안되는 학생들 등이 그럴 수 있겠습니다.

 마지막으로 양치가 불량하고 충치발생 위험이 높은 사람에게도 추천할 수 있습니다. 먹을 때, 그리고 양치를 할 때 장치를 뺄 수 있으니까요. 일반 브라켓-와이어가 붙은 상태로 양치를 제대로 하는 것과 아무것도 없는 상태에서 양치를 하는 것은 난이도의 차원이 다르잖아요.

🦷 설측교정과의 한판 싸움

 투명교정이 발전하면서 가장 타격(?)을 많이 받고 있는 치료법은 일반적인 교정법이 아니라 치아의 뒷면(혀쪽)에 브라켓을 붙이는 설측교정법입니다. 국가를 가리지 않고 설측교정학회에서는 이제 투명교정이 뜨거운 이슈입니다.

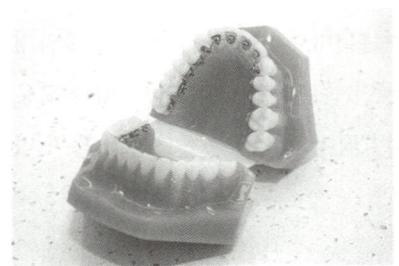 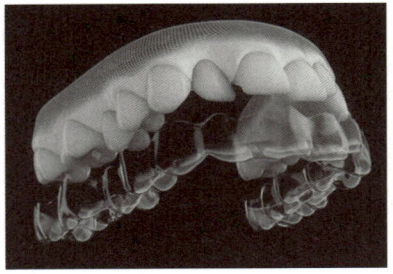

〈사진 11-7〉 설측교정과 투명교정

 투명교정과 설측교정 모두 일반장치로 교정했을 때의 심미적 문제를 해결하기 위해서 쓰인다는 점에서 경쟁관계이기 때문입니다.

설측교정 섹션에서 말씀드렸지만 장치가 치아 뒷쪽에 있게 되면 시술하는 동작만 힘든 것이 아니라, 작용하는 힘의 원리, 역학 등이 더 복잡하고 어렵기 때문에 고난이도의 치료입니다.

그렇게 제법 힘든 치료 기술임에도 불구하고 예전에는 투명교정은 경쟁상대가 아니었습니다. 투명교정 장치가 아무리 다루기 쉽고 간단해도 성능 자체가 일반교정 및 설측교정에 비하면 현저히 떨어졌었기 때문입니다.

하지만 이제 투명교정의 성능이 꽤 많이 발전하면서 이제는 설측교정의 위상을 위협하고 있습니다. 투명교정도 고가이지만 그 투명교정보다도 보통 더 고가인 설측교정 치료비용은 환자가 선택을 꺼리게 하는 또 하나의 장벽입니다. 그래서 설측교정의 존재가치와 위상이 예전만 못한 것이 사실입니다.

투명교정 장치가 앞으로 어느정도까지 더 발전할 지는 가늠이 힘듭니다만, 아직은 그래도 설측교정법이 투명교정보다 더 복잡한 치아이동을 가능하게 하는 예측성 높은 방법입니다. 또 투명교정이라고 이름붙어 있지만 실은 '반투명'한 투명교정장치보다 설측교정법이 더 확실히 심미적인 치료법이기도 합니다. 각각 장단점이 있으므로 교정전문의와 상담 후 적절한 장치를 고르는 것이 중요하겠습니다.

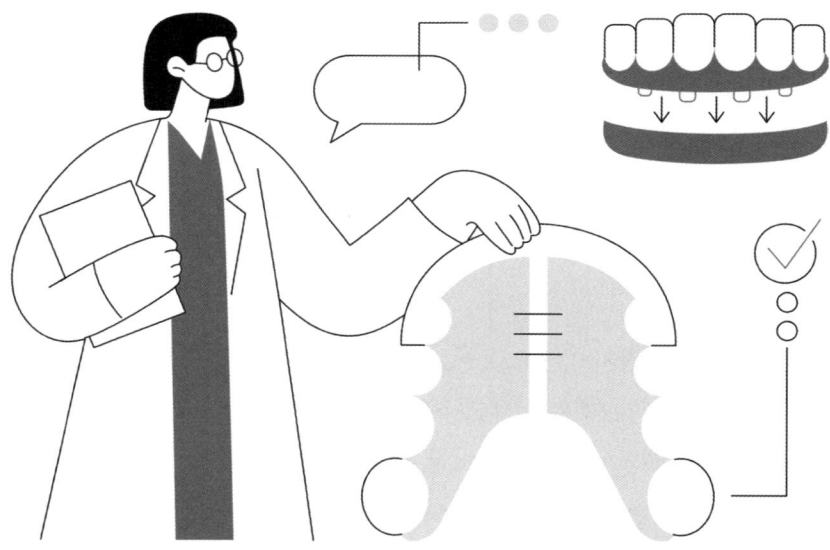

특별한 치아교정 이야기

12

수술교정

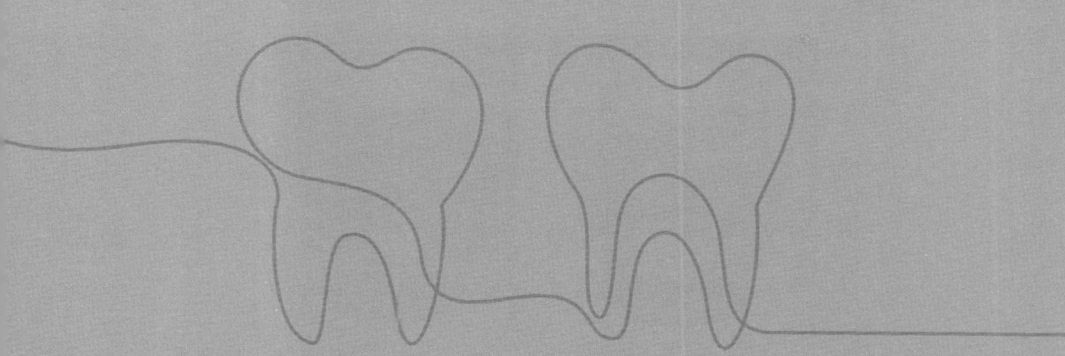

⑫ 수술교정

🦷 수술교정이 뭔가요? 어떤 때 하게 되나요?

수술 교정은 수술(대게 양악수술)을 동반하여 이루어지는 교정법으로 성장이 끝난 시기(여성 만 17세 이후, 남성 만 18세 이후 권장)에 시행합니다.

보통 교정을 먼저 시작하여(술전교정) 수술을 할 상태에 다다르면 양악수술을 시행하고 수술 후 마무리 교정(술후교정)을 하는 순서로 진행됩니다.

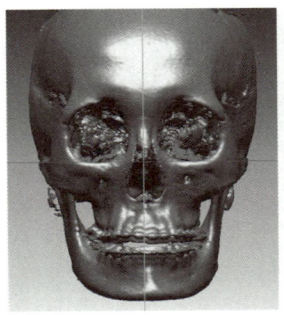 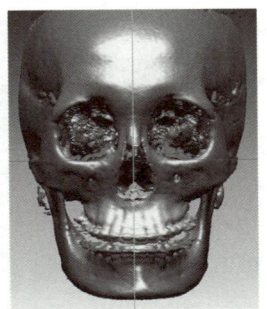

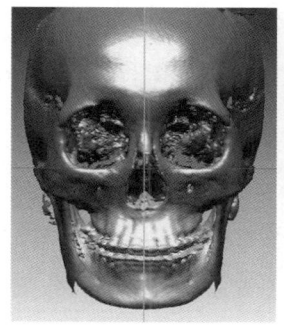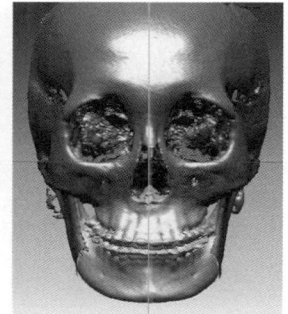

〈사진 12-1〉 양악수술 교정과 윤곽수술의 컴퓨터 시뮬레이션

근래에는 선수술교정법이라고 해서, 처음에 바로 양악수술을 시행하고 그 이후에 교정을 하는 방법도 꽤 시행되고 있습니다. 이 방법의 장점은 외모의 변화가 큰 수술 부분이 제일 처음에 시행되므로 환자 입장에서 외모의 변화를 빠르게 얻을 수 있다는 것이고, 술전교정의 번거로운 과정을 없앤 것입니다. 하지만 모든 케이스에서 가능하지는 않습니다.

그럼 이러한 수술교정은 어떤 경우에 하게 될까요?

조금 어려운 말로 '골격적 부조화'가 큰 경우들이 그 대상이 됩니다.

치아교정을 생각하면 일반적으로 치아, 치열에만 관심을 갖게 되는데요, 그 치아가 어디에 뿌리를 내리고 있는지를 생각해보면 바로 턱뼈(그리고 치조골)입니다. 이 턱뼈는 치아가 존재하고 있는 바탕이자 토대입니다.

위턱과 아래턱은 서로 적절한 위치에 존재하고 있어야 거기에 심어진 (?) 윗니와 아랫니들이 서로 좋은 각도로 잘 만날 수 있습니다. 이것이 좋은 교합입니다.

하지만 윗턱과 아래턱의 크기가 많이 차이가 난다거나 서로 위치가 많이 어긋나 있다면 어떨까요? 위 아래 치아들이 서로 떨어진 위치에 있게 되어 교합형성이 어렵습니다.

치아의 뿌리는 어디까지나 이 턱뼈 속에 있어야 하므로 뿌리의 위치는 그대로 두고 치아 머리 부분들끼리만 만나서 교합을 이루자니 굉장히 어려운 상황입니다.

위아래 치아들을 불량한 각도로 많이 쓰러뜨리지 않으면 치아의 머리 부분이 제대로 만날 수 없습니다. 또는 그렇게 해도 도저히 만날 수 없는 상황도 있습니다. 골격적 부조화가 크면 클수록 그렇습니다.

조금 어려운 얘기였지만 환자분들이 인식하는 것과는 다른 측면이 있어서 설명드렸습니다. 양악수술을 원하는 분들은 대게 외모를 기준으로 판단합니다.

물론 맞습니다. 소위 주걱턱이라고 부르는 아래턱이 많이 나오고 안면 중앙부가 꺼진 형태의 안모를 가진 분, 아래턱이 많이 작고 후퇴된 소위 무턱이라고 부르는 케이스, 그리고 좌우로 비대칭이 심한 외모를 가지신 분들이 그렇습니다.

당연히 이런 모습이 심할수록 양악수술을 동반한 교정이 필요한 것이 맞습니다. 이런 분들은 보통 치열에서도 문제가 보입니다. 앞니가 꺼꾸로 물린 정도가 심하거나, 반대로 윗니가 아래앞니보다 한참 앞에 있어서 면을 끊을 수 없는 정도거나, 어금니 쪽이 옆으로 틀어져 물려 있거나 하는 문제들이 보입니다.

그런데 입안에서의 치열은 그렇게 많이 나빠보이지 않는 경우들도 제법 있습니다. '보상성 변화'라고 부르는 것인데 위턱과 아래턱의 관계가 나빠도 치아들은 이것을 보상하고 최대한 만나려는 형태로 쓰러져 있는 상황입니다. 어떻게 보면 물리게 하고 교합을 형성하여 먹고 살 수 있게 하려는 적응이지요. 이런 경우가 환자분들에게 수술교정의 필요성을 납득시키기가 힘듭니다. 소위 문제의 심각성이 '가려져' 있는 케이스거든요.

🦷 어떤 수술을 하게 되나요?

보통 양악수술(2-jaw surgery)라고 부르는 수술을 하게 됩니다. 윗턱(상악)과 아래턱(하악)을 모두 수술한다고 하여 양악수술이라고 부릅니다. 편악수술(1-jaw surgery)이라고 하여 아래턱만 수술하는 방법도 있습니다만 위턱, 아래턱을 같이 움직여주어야 더 안정된 결과가 얻어지는 것이 대부분입니다.

이러한 양악수술을 통해 아래턱이 큰 사람들은 아래턱의 일부를 절단하여 뒤쪽으로 넣어서 고정해주게 되고, 아래턱이 작은 무턱경향의 사람들은 아래턱을 앞으로 꺼낸 후 고정시켜 줍니다. 비대칭이 있는 경우는 역시 비대칭을 바로 잡을 수 있는 위치로 위 아래 턱의 위치를 바꾸어 주게 됩니다.

그러면 수술만 하면 안되냐고요? 교정을 꼭 같이 해야 될까요?

수술을 통해 위 아래 턱의 위치가 바뀌게 되면 당연히 그 위에 심어져 있는 치아들의 위치도 바뀌게 됩니다. 턱의 위치는 대부분 외모의 개선을 우선시 해서 정하기 때문에 치아들의 교합은 새로운 턱의 위치에서 바르게 이루어지도록 교정을 해주어야 하죠.

예전에 성형외과에서 오직 외모의 개선만을 두고 양악수술을 시행하여 교합의 문제가 생겨서 제대로 씹을 수 없거나 턱의 위치가 틀어지는 재발이 일어나는 등 많은 문제가 생긴 적이 있습니다.

그래서 양악수술은 치과의 한 분과인 구강악안면외과에서 시행하고 교정치과와 협진을 하는 곳에서 하는 것이 제일 바람직하다고 봅니다. 물론 교합의 문제를 잘 이해하고 교정치과와 잘 협진할 수 있는 성형외과라면 역시 괜찮지만요.

🦷 꼭 수술을 해야 하나요? 그냥 교정만 하면 안되나요?

누구나 수술은 피하고 싶습니다. 수술의 추가비용 때문이라기보다 수술이라는 것 자체가 싫으니까요.

교정치과의사도 마찬가지입니다. 당연히 비수술로 가능하다면 비수술로 일반적인 교정법을 제일 먼저 생각합니다. 하지만 비수술 교정으로는 치아의 교합이 좋지 못하게 끝나거나 또는 환자분이 원하는 외모의 개선을 얻기 힘든 경우라면 수술교정을 권하게 됩니다.

어느정도의 골격적 부조화는 누구나 조금씩 가지고 있습니다. 컴퓨터 미인처럼 모두가 대칭적이고 조화롭게 생겨 있지는 않으니까요. 그러나 그 골격적 부조화가 심한 경우에는 비수술교정이 오히려 '무리한' 치료법입니다. 치아의 교합이 제대로 이루어 질 수 없는 턱의 관계인데 치아를 무리하게 끌어 맞추는 셈이니까요. 무엇이든 무리한 방법은 좋지 않습니다.

🦷 수술이 위험하지 않나요?

당연히 모든 수술은 원칙적으로 부작용과 위험성이 있습니다. 그 확률이 매우 낮을 뿐이지요. 얼굴에 점을 하나 빼도 주의사항과 부작용이 있으니까요.

과거에는 전신마취를 동반한 양악수술이 제법 부담이 있었습니다. 입원기간도 1주일가량이었습니다. 물론 양악수술은 큰 수술에 해당하지만 의료기술이 매우 발달한 현재 지식과 경험이 충분한 양악수술 전문 병원에서는 안전하게 잘 시행하고 있으니 너무 염려하실 필요는 없습니다.

심지어 컴퓨터 시뮬레이션을 바탕으로 더 정확한 수술계획을 세우게 되어 수술시간도 짧아지고 정교함도 높아졌습니다. 입원기간도 평균 1박 2일 정도로 짧아졌고, 케이스에 따라 다르겠지만 당일 퇴원하는 경우도 있습니다.

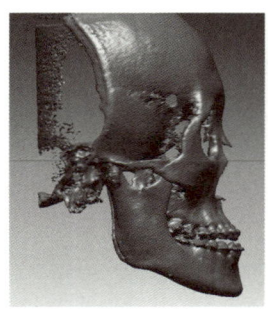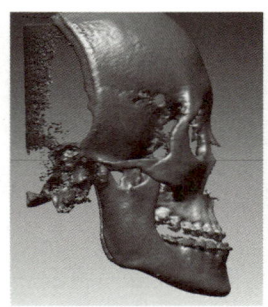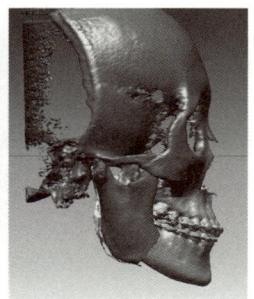

〈사진 12-2〉 양악수술의 컴퓨터 모의 시뮬레이션
– 주걱턱과 앞니가 물리지 않는 개방교합을 수술교정으로 해결하는 케이스를 보여줍니다.

특별한 치아교정 이야기

13

미니스크류
: K-교정의 최대무기

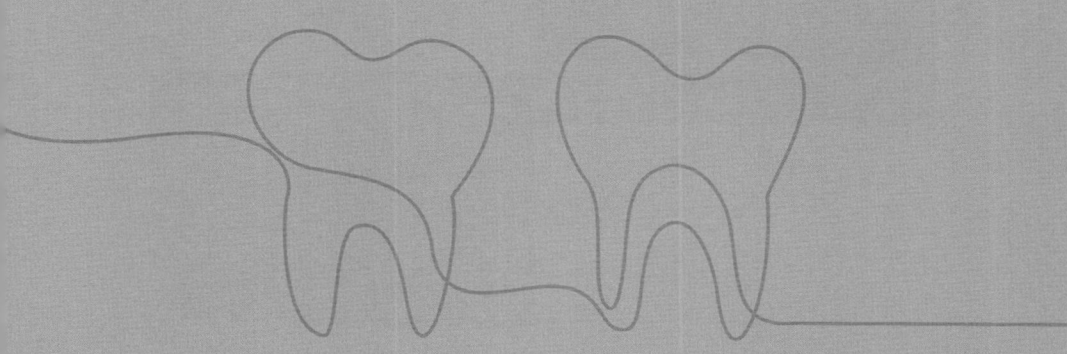

⓭ 미니스크류 : K-교정의 최대무기

🦷 미니스크류란?

잇몸(그리고 잇몸뼈)에 심게 되는 임시 나사입니다. 미니스크류, 앵커스크류, 미니임플란트, TAD, SAS 등 여러 이름으로 불리는데요. 생김새는 이름에서 알 수 있듯이 아주 작은 나사 모양입니다.

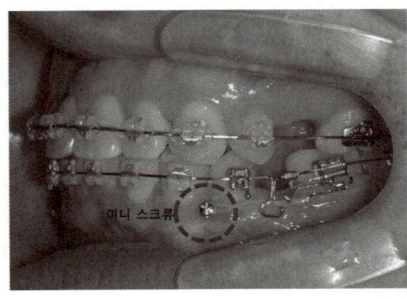
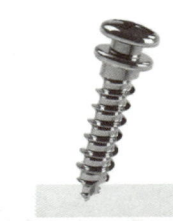
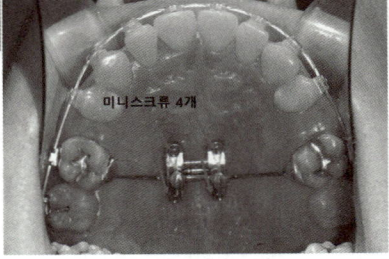

〈사진 13-1〉

임시 나사라고 설명드렸듯이 교정치료 기간 중에 임시적으로 사용하고 필요 없어지면 제거를 하게 됩니다.

그래서 치아가 빠졌을 때 심어서 빠진 치아를 대체하는 일반적 임플란트와는 다릅니다. 일반 임플란트는 빠지면 안되고 뼈와 단단히 붙어 있어야 기능을 하겠죠?
하지만 교정용 미니임플란트(미니스크류)는 뼈와 단단히 붙지 않아서 지지대로 써먹고 난 후 쉽게 제거할 수 있습니다.

미니스크류를 심어서 스크류의 머리 부분에 바로 작은 고무줄을 걸어 쓰기도 하고, 스크류와 결합한 다른 장치를 설계해서 쓰기도 합니다.

무엇이 되었든 치아에 원하는 방향으로 힘을 주기 위한 받침대 또는 손잡이로 쓰기 위해서 심는 것입니다. 힘을 가하면 항상 작용-반작용 법칙이 작용하는데요. 어떤 치아를 내가 원하는 방향으로 밀기 위해서 다른 치아들을 지지대로 쓰면 그 지지대가 되는 치아는 반대 방향으로 밀리는 힘을 받게됩니다. 그래서 반작용에 의해 다른 치아들이 밀리는 것을 원하지 않을 때, 즉 내가 움직이고 싶은 치아에만 힘을 가해 움직이고 싶을 때 미니스크류를 사용하게 되는 것입니다.

🦷 미니스크류를 쓰면 어떻게 좋은가요?

    틀어진 치열을 바로 잡거나 매복된 치아를 꺼내는 등 복잡한 방향으로 이리저리 힘을 주어야 할 경우 그런 힘을 발휘하는 장치를 기존의 브라켓-와이어 상에서 설계 하기는 힘듭니다.

    또는 그런 장치를 브라켓-와이어 상에 연결시켜 쓴다고 하더라도 그 장치는 매우 크고 복잡해져 입안에 위치시키는데 제한사항이 많습니다. 원치 않는 치아이동 등 부작용도 잘 일어납니다.

    그래서 예전에는 이런 유형의 치아 이동이 필요한 경우 어느정도 타협을 하거나 포기할 수 밖에 없었습니다. 대표적인 예로 앞니부터 맨뒤의 어금니까지 전체 치열을 뒤로 이동 시키는 것이 있습니다.

    비발치교정으로 돌출입을 해결하거나 총생(삐뚤빼뚤함)을 해결하는 경우에 이런 전체 후방이동을 합니다. 이렇게 되면 기존의 발치교정처럼 중간의 치아를 빼지 않고도 돌출된 입을 집어 넣거나 삐뚤빼뚤한 치열을 개선할 수 있죠. 다만 이런 이동량에는 한계가 있고 후방의 치조골(뼈)이 충분해야 하는 등 제한점은 있습니다.

    그래도 예전에는 가능하지 않았던 움직임을 가능케 하는 것입니다. 앞서 말씀드린 작용-반작용에 의해 어떤 치아를 뒤로 밀면 다른 치아는 당겨오기 마련이므로 전체 치아를 다 뒤로 미는 것은 미니스크류가 없이는 가능하지가 않지요.

🦷 K- 교정의 최대 무기

대한민국의 교정학의 위상이 전세계적으로 많이 높아졌습니다. 어렵고 다양한 교정 케이스를 많이 해결하고 연구도 많이 해서 그런데요, 거기에 이 미니스크류가 대단히 큰 역할을 했습니다.

단순히 미니스크류를 심는 것을 넘어 미니스크류를 이용한 다양한 장치를 설계하고 미니스크류를 이용해서 치아를 원하는 방향으로 움직이게 하는 응용 아이디어들을 많이 내어놓았거든요.

치과교정학의 중심은 다른 학문들과 마찬가지로 미국이고, 미국의 교과서는 전세계 서적의 표준이 됩니다. 그런 미국의 대표적인 교과서의 신판에 미니스크류가 여러 챕터에 걸쳐 소개되고 있고 심지어 어떤 교과서의 미니스크류 챕터는 한국 선생님이 저자로 참여해 달라는 의뢰를 받아서 참여하셨습니다.

참으로 자랑스러운 일입니다. 저도 한국의 교정치과의사의 한 사람으로서 뿌듯합니다. 또 어떤 새로운 것에 기여할 지 모르지만 현재 이 미니스크류는 가히 K- 교정의 최대 무기라 할 만 합니다.

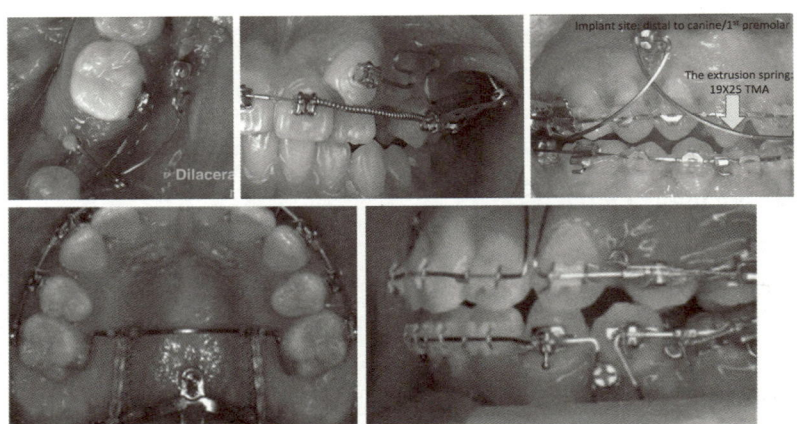

〈사진 13-2〉 미니스크류를 이용한 다양한 응용장치들

🦷 미니스크류의 식립 및 제거 과정. 아프지 않나요?

미니스크류의 역할과 장점, 그리고 우리나라 교정치과선생님들이 이 무기를 얼마나 멋지게 잘 쓰는지 설명드렸는데요.

하지만 그렇다고 해도 이 나사라는 것을 내 잇몸에, 뼈에 심는다는게 무섭고 걱정이 되실겁니다.

하지만 미니스크류를 심고 제거하는 것은 너무나 간단합니다. 발치교정을 위한 발치도 이제는 발달된 마취기구와 마취 테크닉으로 거의 통증 없이 가능한 시대인데 미니스크류는 그 발치에 비하면 통증이라는 것이 10분의 1도 되지 않습니다.

마취량도 매우 적습니다. 많이 필요하지 않으니까요. 부위에 따라 다르지만 식립 시간도 보통 10초 정도입니다. 막상 긴장하고 갔다가 너무 싱겁다고 느끼실 수도 있습니다.

제거는 더욱 쉽습니다. 제거 시의 불편함은 식립할 때보다도 훨씬 적으므로 보통 마취없이 제거할 정도입니다. 그러나 불편함에 민감하시거나 잇몸이 붓는 등 불편함을 야기할 다른 조건이 있다면 마취를 하고 제거하기도 합니다.

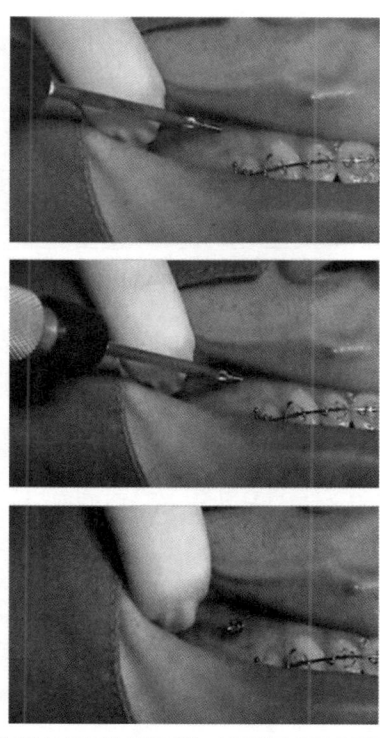

〈사진 13-3〉 미니스크류의 식립 과정 – 간단하고 빠르게 이루어집니다.

식립 후 마취가 풀릴 즈음이나 그 다음날에 약간의 뻐근함 등 불편을 느끼는 경우도 있습니다. 타이레놀 등의 진통제를 복용할 수 있지만 대부분은 별다른 약 복용 없이 지낼만 한 정도입니다.

🦷 부작용이나 주의사항은 없나요?

쉽고 간단한 술식이긴 하지만 물론 부작용이나 주의사항을 설명드려야 하겠습니다.

드물지만 가장 좋지 않은 부작용은 치근 손상입니다. 심은 미니임플란트 나사끝이 주변에 있는 치아의 뿌리를 건드리는 것입니다. 주변 치아들이 뿌리 사이 간격이 좁은 경우 발생할 수 있는데요, 이럴 때 치과 의사는 그 간격을 잘 감안해서 심거나 방향을 틀어서 심거나 더 가느다란 미니임플란트를 심기도 합니다. 또 아예 치근 손상의 위험성이 적은 다른 부위에 심는 선택을 할 수도 있습니다.

숙련된 교정치과의사가 식립하면 일어날 확률이 매우 낮은 일이므로 크게 염려치 않으셔도 됩니다.

그 외에 치료 진행 중 불편사항으로서 비교적 자주 일어날 수 있는 것은 미니스크류의 헐거워짐 또는 탈락입니다.

처음에 미니스크류는 임시적으로 쓰는 것이므로 일반 임플란트와 달리 뼈와 완전히 붙지 않는다고 말씀드렸습니다. 필요 없어졌을 때 제거할 수 있어야 하므로 뼈와 단단히 붙어서도 안되는 것이지요.

그러다 보니 우리 몸의 이물반응에 의해 심은 미니스크류가 느슨해져서 밀려나오기도 합니다. 또 식립한 미니스크류의 머리 부분을 계속 건드리는 힘이 가해진 경우에도 발생할 수 있습니다. 그 자리의 뼈가 좀 무르고 성긴 경우에도 발생할 수 있는 일입니다.

헐거워지거나 빠진 미니스크류를 대체하기 위해 새로운 미니스크류를 식립하면 되는데요. 그 전에 심은 자리가 아물기를 기다렸다가 그 자리에 다시 식립하기도 하고 다른 자리에 새로 심기도 한답니다. 설명드렸듯 미니스크류의 식립은 매우 간단하고 인체에 해를 미치는 과정도 아니기 때문에 새로 여러번 심는다고 해서 부담이 되지는 않습니다.

여러분께 드릴 식립 후 주의사항으로는 심은 미니스크류 헤드(나사 머리) 주변의 청결상태를 잘 유지해 주시는 것이 되겠습니다. 주변에 음식물 찌꺼기가 남으면 잇몸이 붓고 염증이 생기게 되고 염증반응이 나타나면 심은 미니스크류가 더 잘 느슨해지고 탈락할 수 있기 때문입니다.

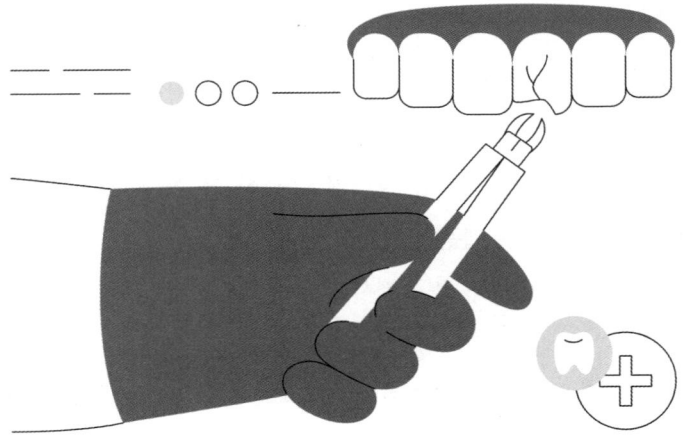

특별한 치아교정 이야기

14

악궁확대(확장)장치

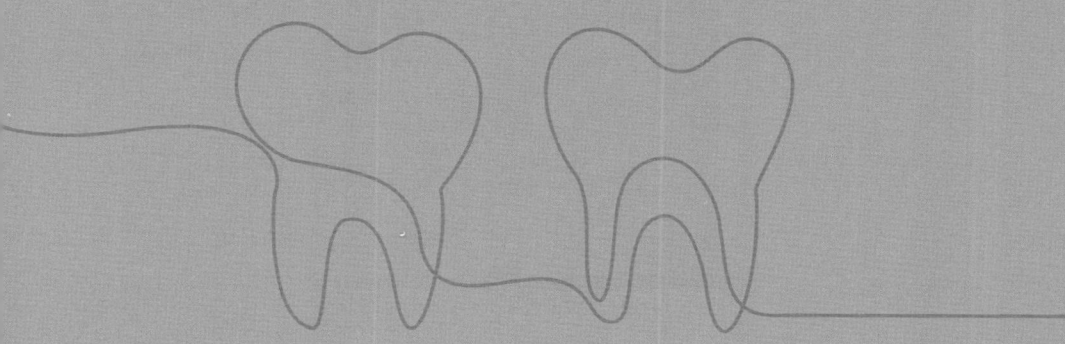

⑭ 악궁확대(확장)장치

🦷 악궁확대장치, 그게 뭐고 대체 왜 필요한가요?

치과에 가면 교정이 필요하다고 하면서 가장 많이 권유 듣는 것이 악궁확대(확장)장치가 아닐까 싶습니다. 악궁이 좁다, 공간이 부족하다 등의 이유로 말입니다.

교정전문치과 뿐 아니라 일반치과 또 소아치과에서도 많이 시행하고 있습니다. 이 악궁확대장치란 무엇이고 정말로 그렇게 필요할까요?

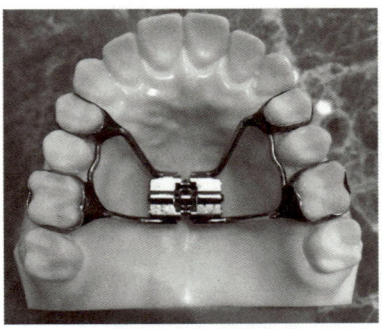

〈사진 14-1〉 일반적인 상악궁 확대장치 – 고정식

악궁이 좁을 때 넓혀주기 위해 쓰는 것은 맞습니다만, 정확히는 윗쪽 악궁과 아랫쪽 악궁의 폭이 조화를 이루지 못할 때 쓰는 게 정확한 사용입니다.

즉, 윗쪽 악궁이 좁은 편이라 하더라도 아래쪽 악궁도 좁아서 밸런스가 맞는 경우라면 굳이 넓혀줄 필요는 없습니다. 아니 더 정확히 말씀드리면 이 경우는 넓혀줄 필요가 없는 것을 넘어 넓혀주면 안됩니다. 오히려 밸런스를 깨뜨리니까요.

또 하나 짚어봐야 할 것은, 이 악궁확대장치가 진정으로 치조골(치아가 심겨 있는 뼈)을 확장시키는 것보다 안쪽으로 경사져 있는 치아들을 똑바로 일으키는데도 쓰일 수 있다는 것입니다.

이 경우는 치아들의 뿌리는 거의 제자리에 있으므로 엄밀히 확대를 했다고는 할 수 없지만 치아의 머리부분을 기준으로는 처음보다 확장된 것이 맞지요. 와이어의 힘만으로 이렇게 안쪽으로 쓰러진 치아들을 일으켜 세우는데는 부족한 경우가 있으므로 이럴 때 악궁확대장치의 도움을 받는 것 역시 타당한 사용법이라고 할 수 있습니다.

🦷 하지만 무분별하게 사용되어서는 안됩니다.

악궁확대장치가 만능열쇠가 아닌데 무분별하게 사용되는 경향도 있습니다. 아까 말씀드렸듯 위아래 악궁의 조화가 되어 있지 않을 때 이 조화를 이루기 위해 확장을 하는 경우, 그리고 치아들이 안쪽으로 쓰러져 있어 바로 일으켜 세워줘야 하는 경우 등에 사용되어야 합니다.

그런데 발치교정을 해야 할 케이스를 발치를 피하기 위한 공간을 얻는데 사용되어져서는 안됩니다. 악궁확대장치는 발치공간만큼의 큰 공간을 얻게 하지는 못합니다. 명확한 발치케이스를 악궁확대장치를 이용해 비발치로 진행하는 것은 '무리한 비발치 치료'입니다.

대부분의 악궁확대장치는 상악, 즉 윗쪽 치열에 대해서 쓰게 됩니다. 아래쪽에 쓰이는 확대장치는 슈발츠 장치라고 불리는데, 아래 쪽 앞니의 삐뚤한 치아들을 펴는데 약간 도움을 주는 정도이고 확장을 제대로 한다고 보기는 힘듭니다.

사람의 얼굴뼈에서 상악(윗턱뼈)은 정중봉합이라고 하는 부분이 있어서 확장을 하는 것이 가능하지만 하악(아래턱뼈)은 그런 부분이 없어서 뼈대부분까지 진정으로 확장시키는 것이 불가능하기 때문입니다.

따라서 특히 하악의 상황이 발치를 해야 할 케이스라면 이 경우는 정말 발치를 해야하며 악궁확대장치를 사용해서 발치를 피하게 할 수는 없습니다.

🦷 치과마다 여러 종류의 장치가 있던데 뭐가 다르고 어떤게 좋나요?

악궁확대장치는 매우 다양하지만 기본적인 설계는 대동소이합니다. 크게는 고정식과 가철식으로 나눌 수 있습니다. 치과에서 입안에 붙여 놓으면 (치과에서 하지 않으면) 뗄 수 없는 장치가 고정식이고, 스스로 꼈다 뺐다 할 수 있는 타입이 가철식 장치입니다.

환자의 협조도가 좋다면 가철식도 좋겠지만 보통은 고정식이 힘을 더 제대로 전달할 수 있고 환자의 협조에도 의존하지 않아 적절한 악궁확대장치라고 봅니다.

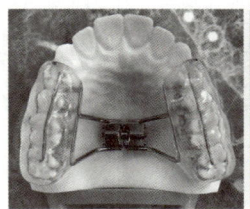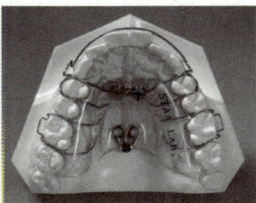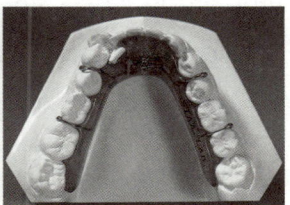

〈사진 14-2〉 다양한 악궁확대장치들
〈오른쪽 두 사진의 출처: http://staalab.com/〉

또 특이하게 언급할만한 장치는 미니스크류를 동반한 악궁확대장치입니다. K-교정의 최대무기인 미니스크류와 악궁확대장치를 결합한 비교적 최신의 장치이며 MARPE, MSE 등 다양한 이름이 있고 조금씩 설계도 다릅니다만 포인트는 입천장에 스크류를 심고 여기에 악궁확장장치를 연결하는 것입니다.

이렇게 하면 치아가 아닌 상악골(윗턱뼈)에 확대하는 힘을 직접 잘 전달할 수 있어 진정한 의미의 악궁확장을 할 수 있는 가능성이 높아집니다.

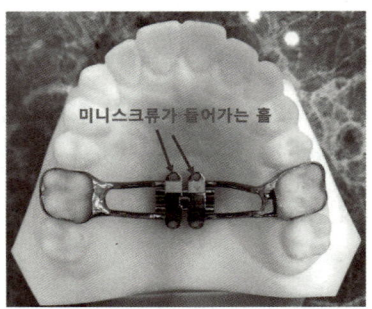

〈사진 14-3〉 미니스크류를 동반한 악궁확대장치

물론 미니스크류를 식립하는 과정이 부담스러울 수 있겠으나 악궁이 많이 좁고 또 치아간 폭이 아닌 상악골(윗턱뼈) 자체가 좁은 경우에는 문제를 제대로 해결하는 좋은 수단이 됩니다. 진단 및 분석을 신중하게 하여 적합한 증례에 잘 사용할 수 있도록 해야겠습니다.

사용법이 어렵다던데요?

사실 악궁확대장치는 그냥 붙여놓기만 한다고 저절로 확대가 되지는 않습니다. 입천장 중앙부쯤에 위치한 잭스크류라는 부분을 꼬챙이 같은 기구를 이용해 직접 돌려주어야 합니다.

그렇게 하면 내부에 있는 스프링이 활성화되어 악궁을 양 옆으로 미는 힘이 발휘됩니다. 상황에 맞게 얼마나 자주 돌려주어야 하는지 치과의사가 알려주게 되는데요, 하루에 1~2번부터 1~2주에 1번 등 주기는 다양할 수 있습니다.

입안에 붙여놓고 나면 입천장 쪽에 기구를 넣어서 잭스크류를 돌려주는 것이 처음에는 쉽지 않습니다. 연습이 필요합니다. 부모님이나 다른 사람이 도와줄 수도 있습니다.

이런 불편함을 줄이기 위해 스스로 확장력을 발휘하는 타입의 장치도 나왔습니다. 하지만 진행 상황에 따라 확장 정도를 조절할 수 없어서 위험성이 우려되어 많이 쓰이지는 않고 있는 실정입니다. 확장을 얼마나 자주할 지 또 언제 그만할 지 등은 치과의사가 중간 체크를 하면서 결정하여 지시하게 되므로 이를 잘 따라주어야 합니다.

얼마나 오래 해야 하나요?

원칙적으로는 약 3개월의 확장기간을 가지고 이후 3개월의 유지기간을 추가로 가져야 하는 것으로 알려져 있습니다.

확장장치의 사용만으로 당분간 다른 치료 예정이 없는 성장기 1차 교정의 경우에는 괜찮습니다만, 브라켓-와이어 등 일반적인 교정장치를 이용한 교정치료가 예정된 경우라면 그 전에 확장장치만으로 6개월을 소비하는 것이 현실적으로 부담이 됩니다.

 따라서 이 때에는 확대장치의 확장 및 유지 기간을 조금 짧게 가져가기도 하고 확대장치를 붙여두고 유지기간을 가지면서 동시에 브라켓 와이어를 연결할 수도 있습니다. 교정치과의사가 적절하게 판단하여 결정할 수 있겠습니다.

 그런데 확대기간은 알겠는데 확대장치의 유지기간이란 것은 왜 필요한지 궁금하실겁니다.

 앞에서 설명드린 상악(윗턱뼈)에는 정중구개봉합이라는 부위가 있는데 확대장치의 힘에 의해 이 부분이 벌어지고 처음에는 그 사이에 성긴 뼈가 생깁니다. 열을 가했을 때 엿가락이 조금 늘어진 상황으로 생각하면 되겠습니다.

 이렇게 사이를 메우는 성긴 뼈가 딱딱한 뼈들로 치밀하게 되어야 확대된 악궁이 다시 좁아지는 회귀현상이 일어나지 않겠지요. 그래서 이 과정을 기다리는 기간이 유지기간입니다. 인체가 가진 정상적인 뼈 리모델링 주기란 것이 있으므로 인위적으로 이 기간을 단축시킬 수는 없는 것입니다. 따라서 조금 지루할 수는 있어도 기왕 악궁확대장치를 썼다면 제대로 된 효과를 보기 위해 충분한 기간을 가지는 것이 좋습니다.

특별한 치아교정 이야기

15

부분교정
- 결코 부분적이지 않은 교정

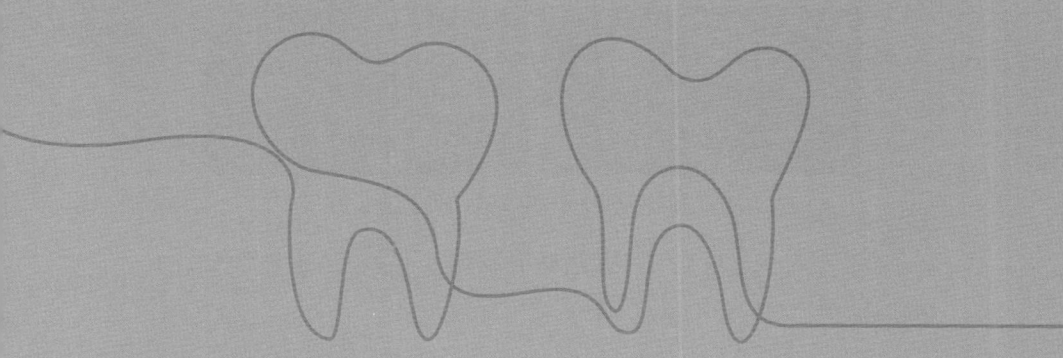

⑮ 부분교정- 결코 부분적이지 않은 교정

🦷 부분교정은 언제 하면 좋을까요?

치열의 일부분에만 문제가 있어 그것만 해결하면 되거나, 전체적인 문제가 있는 것은 알지만 본인이 일부만 고치기를 원할 경우가 해당됩니다.

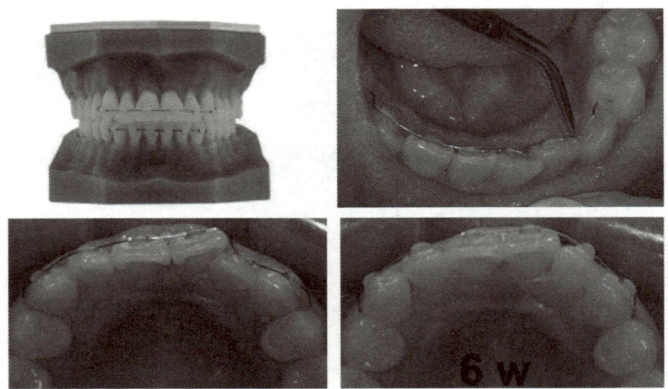

〈사진 15-1〉 앞니 부분교정 케이스

크게는 전치부(앞쪽) 부분교정과 구치부(어금니쪽) 부분교정으로 나눠볼 수 있습니다.

🦷 전치부 부분교정

삐뚤빼뚤한 치열, 즉 총생이라고 하는 것은 어금니쪽에서 생기지 않는 것은 아니지만 대부분은 앞니쪽에서 발생합니다. 그리고 이 앞니쪽이 미관상 보이는 부분이다보니 여기만 해결하고 싶은 경우가 많습니다. 그래서 앞니쪽에만 장치를 붙여서 시행하게 되는데 이것이 전치부 부분교정입니다.

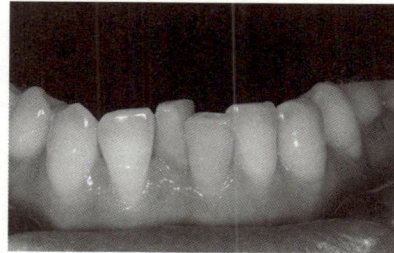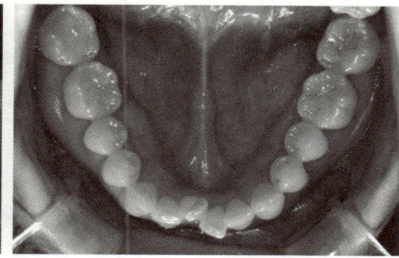

〈사진 15-2〉 앞니쪽에 발생한 총생

전치부 부분교정을 시행하는 또 하나의 예는 '중장년 교정'입니다. 중장년층은 교합의 변화나 장치의 이물감에 대한 적응력이 떨어지는 경우가 제법 있습니다. 이 때는 치료 목표수준을 조금 타협하더라도 어금니쪽의 교합을 건드리지 않고 문제가 집중된 앞니, 그리고 작은 어금니쪽 정도까지만 교정하는 것도 현실적으로 좋은 전략입니다.

어금니 부분교정

다음으로 어금니쪽 부분교정인데요, 대부분은 어금니가 빠지고 오래 방치하여 그 공간이 제대로 보존되어 있지 않아 임플란트를 심기 곤란하여 임플란트를 위한 교정이 해당됩니다.

치아가 빠지고 시간이 지나면 맞물리던 치아가 정출되어 나오고, 주변 치아들은 기울어져 쓰러져 들어와 임플란트를 심을 공간이 부족해집니다. 이 때 앞 뒤 주변치아와 맞물리는 치아들을 원래자리로 이동시켜 주는 교정을 하는 것이지요. 임플란트가 아니라 앞뒤 치아에 걸어서 빠진 치아를 수복하는 브릿지라는 시술도 주변치아와 맞물리는 치아가 좋지 않은 위치로 많이 이동해 있으면 시술이 곤란해집니다. 역시 교정이 필요하게 되지요.

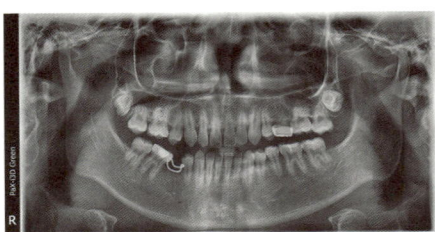 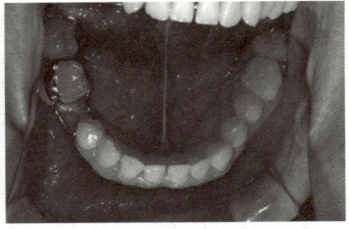

〈사진 15-3〉 치아가 빠진 후 공간유지장치를 했지만 어금니가 쓰러졌습니다. 임플란트를 하기 위해 교정을 통해 큰 어금니를 바로 세워주어야 합니다.

이가 빠진 것은 아니지만 어금니쪽 부분 교정을 필요로 하는 특수한 상황들도 있습니다. 소위 가위교합이라고 부르는 상태인데 맨 뒤쪽 어금니들 사이에서 잘 발생합니다. 위 아래 어금니가 서로 맞물리지 않고 비켜나 접질러진 듯한 상황입니다. 서로 맞물려서 기능을 할 수 있는 상황으로 변화시키는 교정이 필요한데 제법 난이도가 높습니다.

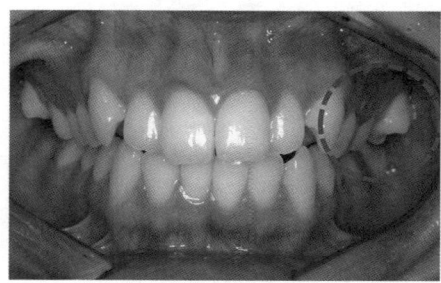 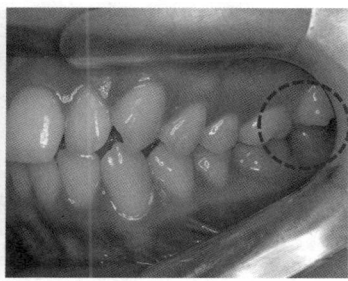

〈사진 15-4〉 위아래 어금니가 서로 빗겨난 가위교합

맨 뒤의 치아가 그 앞의 치아에 걸려 바른 방향으로 나오지 못하는 상황도 있습니다. 이때도 부분교정을 통해 걸려 있는 치아를 바로 맹출하도록 해 줄 수 있습니다.

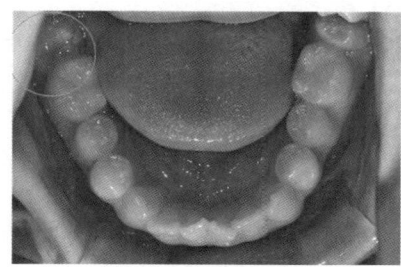 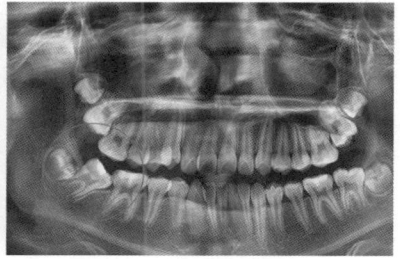

〈사진 15-5〉 오른쪽 아래 맨 뒤의 어금니가 그 앞의 어금니에 걸려 기울어져 있습니다.

그 외에도 맹출되고 있지 못한 특정 치아를 끌어내는 경우 등 다양한 부분교정 상황이 있습니다.

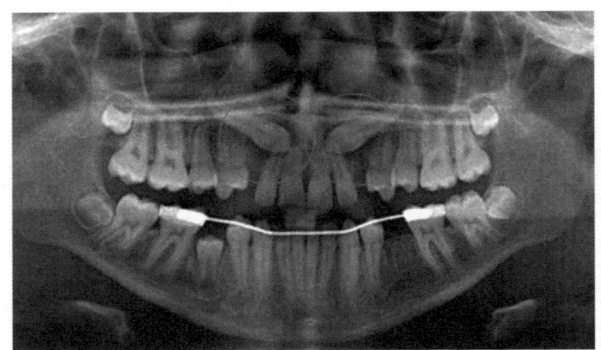

〈사진 15-6〉 양쪽 위의 송곳니가 기울어져 매복되어 있습니다.
송곳니가 제대로 맹출할 수 없을 뿐 아니라 다른 앞니들의 뿌리를 녹일 수 있으므로
교정을 통해 바른 위치로 맹출을 시켜야 합니다.

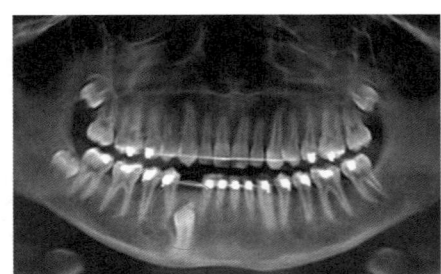 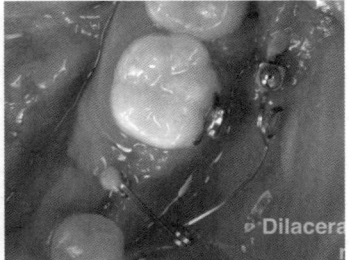

〈사진 15-7〉 매복된 치아를 끌어내는 부분교정- 미니스크류 이용

🦷 부분교정. 생각보다 만만하지가 않습니다.

이 부분교정이라는 것이 치열의 일부만을 교정하는 것이니까 난이도나 소요기간 등에서 메리트가 클 것이라고 생각하기 쉬운데, 물론 전체교정에 비해서 그렇기는 하지만 예상보다는 만만치가 않은 치료입니다.

오히려 어떤 면에서는 사용할 수 있는 지지대가 부족해서 일반적인 전체교정보다 더 고난이도 상황이기도 합니다. 치아의 일부에만 장치를 부착하기 때문에 여기서 모든 힘과 지지, 그리고 방향 컨트롤의 여지를 얻어내야 하기 때문이죠. 그래서 미니스크류 등 부가장치를 같이 쓰는 경우도 흔합니다.

또 지지대가 부족한 상황을 보완하고자 몇개 치아에 추가로 더 장치를 붙여야 하다보면 전체 치열의 절반 이상에 장치를 붙이는 상황이 되어 '부분'교정이라는 말이 무색해질 뿐 아니라 그럴거라면 차라리 전체 치열에 장치를 붙여 확실한 서포트를 얻는게 더 효율적이게 되기도 합니다.

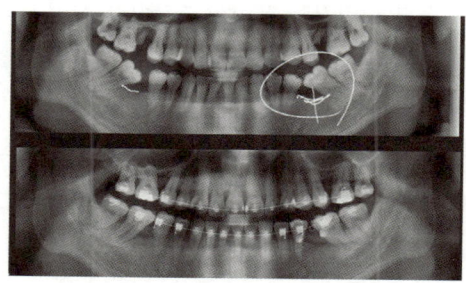

〈사진 15-8〉 쓰러진 어금니를 세우기 위해 부분교정으로 시작했다가 전체교정으로 전환한 경우

전치부 부분교정의 경우도 앞니를 삐뚤빼뚤하게 만든 원인이 어금니쪽에 있어서 그 영향이 차례로 앞으로 전해져 온 것이라면 이것은 앞니쪽만 움직여서는 제대로 해결할 수 없기도 합니다. 그 뿐 아니라 위아래 앞니가 서로 깊이 물려서 장치를 제대로 붙일 수 없는 경우도 전치부 부분교정이 힘들어집니다.

치료 기간에 대해서 이야기 해보면 지금까지 말씀드렸듯 생각만큼 간단하지가 않기 때문에 기간도 제법 오래걸릴 수 있습니다.

예를 들어 장치를 붙인 부분이 전체 치열의 1/4이라고 해서 치료기간이 전체교정의 1/4만큼 걸리는 것이 아닐 수 있다는 것입니다. 사용할 수 있는 지지 영역이 적고 난이도가 높아서 1/4이 아니라 전체교정의 절반 또는 그 이상의 기간이 필요해질수도 있지요. 이렇다면 조금 더 시간을 투자해서 다른 문제까지 전체적으로 고치는 전체교정을 하는게 더 낫지 않나 고민스러워지죠.

이렇게 난이도와 치료기간이 생각만큼 만만치가 않다는 것을 아시게 되면 치료비용도 부분교정이니까하고 기대하신 것만큼 낮지 않아 실망스러우실수도 있습니다.

🦷 부분교정은 더 신중히 생각해야 합니다.

위에서 설명드린 이유로 부분교정은 신중히 생각하고 교정치과의사와 환자가 서로 기대와 한계에 대해 충분히 상담한 후 결정해야 합니다.

부분교정은 그저 '예산(비용)에 맞춘 치료' 또는 '바쁜 직장인을 위한 짧은 치료' 등으로 홍보되어서는 안됩니다. 물론 장치를 붙이는 영역과 치료 기간을 감안해 현실적인 목표와 기대치를 잡고 접근하는 것은 좋은 일이지만 말입니다.

내가 원하는 점 또는 내가 바라는 수준이 부분교정으로 얻을 수 있는 지부터 충분히 상담하고 결정하시면 좋겠습니다. 교정전문의는 이를 감안하여 최적의 치료방안을 제시해 드릴 것입니다.

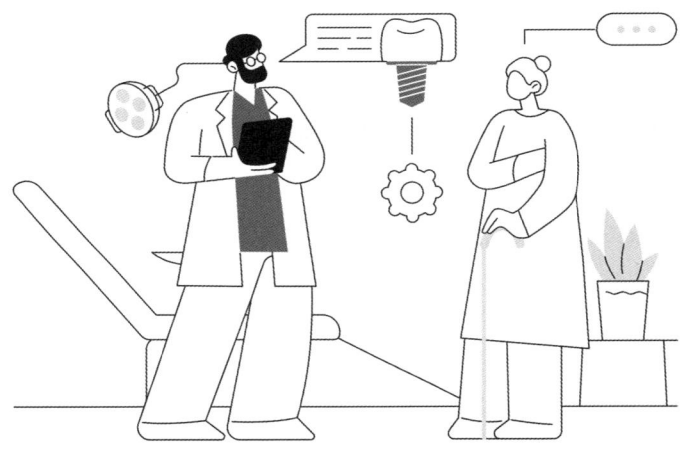

특별한 치아교정 이야기

16
치아교정과 사랑니

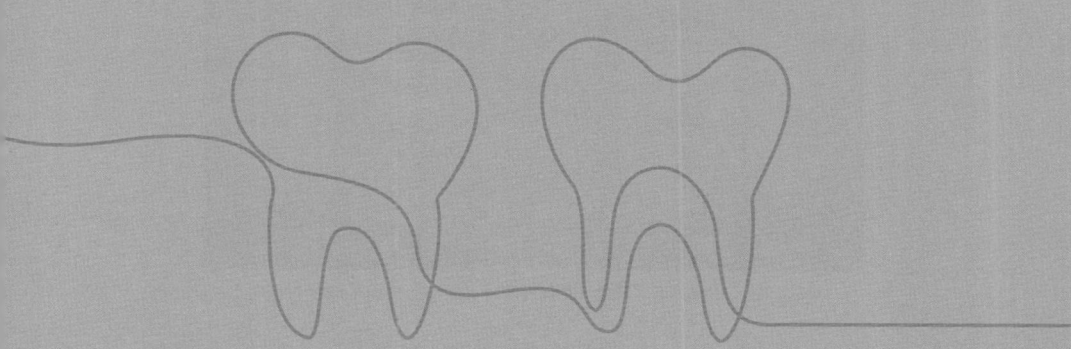

16 치아교정과 사랑니

🦷 교정치료와 사랑니가 상관이 있을까?

사랑니가 교정치료에 영향을 미치는 지도 사람들의 관심이 많은 주제 중 하나입니다. 그리고 여러분 뿐만 아니라 치과의사, 교정학자들도 관심이 많은 주제이기도 하여 여러 연구와 토론이 있었습니다.

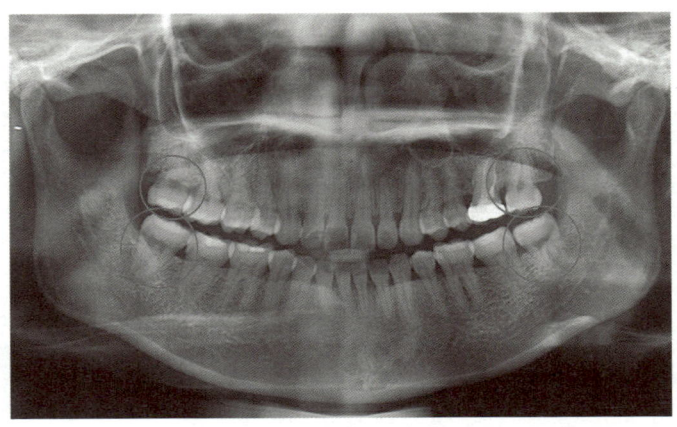

〈사진 16-1〉 상하좌우 4개의 사랑니가 모두 존재하고 바르게 나 있는 케이스

🦷 교정 치료 후 사랑니가 맹출하면서 밀면 재발한다던데요?

특히 경사되어 매복된 경우가 많은 하악 제3대구치(아래쪽 사랑니)가 맹출방향 때문에 그 앞의 어금니를 밀면서 나오면 힘이 차례로 전달되어 앞니 부분이 다시 삐뚤빼뚤해지지 않을까 하는 생각인데요. 학자들도 정말 그럴까하고 여러 샘플 케이스들을 추적관찰해보고 비교연구도 해보았습니다. 반론을 하는 학자들도 있지만 지금의 중론은 상관이 없다는 쪽입니다.

사랑니가 보통 20대 초중반에 맹출하게 되는데 10대 때 교정치료를 받았던 친구들이 20대가 지나며 아래쪽 앞니가 약간 삐뚤빼뚤해지는 경우가 관찰되어서 사랑니가 많은 의심(?)을 받았지요. 하지만 이런 재발은 10대 후반에서 20대에 걸쳐 (드물게는 30대까지) 이루어지는 '하악골의 만기성장' 때문에 발생한다는 설명이 가장 힘을 받고 있습니다.

말이 조금 어려워보이는데 하악골의 만기성장은 아래턱이 늦게까지도 조금 더 성장하는 것을 이야기합니다. 사람의 성장은 청소년기가 지나면 끝나는 것으로 알려져 있는데 아래턱의 경우 이 시기가 지나도 약간이지만 좀 더 성장하는 것이 관찰되었습니다.

교정치료를 통해 정상적인 교합과 치열을 만들어 둔 상황에서 아래턱이 조금 더 성장하면 아래쪽 치열전체가 앞으로 이동하는 셈이 되지만 윗쪽 앞니에 가로막혀 있으므로 결과적으로 아래 앞니는 여기에 부딪혀 비뚤어진다는 것입니다.

따라서 교정치료 후 재발될까봐 매복되어 있는 사랑니를 무리하게 빼 줄 필요는 없다고 봅니다. 사랑니는 머리부분이 어느정도 맹출하되 그 각도가 좋지 않아 음식이 끼어 충치나 잇몸염증을 유발할 수 있는 경우에만 빼는 것이 좋겠습니다.

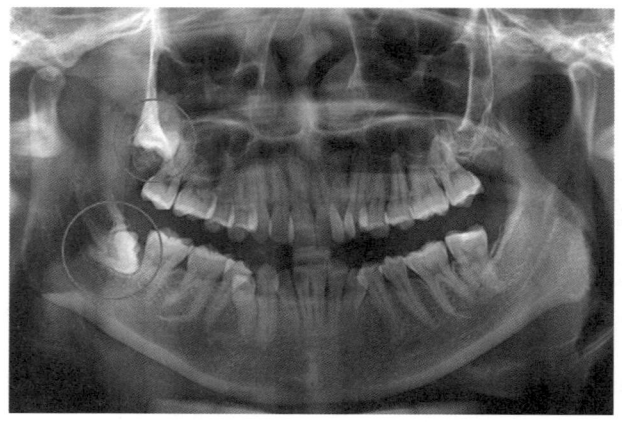

〈사진 16-2〉 오른쪽 위, 아래에 각각 매복되어 있는 사랑니. 좌측은 위,아래 모두 발치함.

🦷 교정할 때 사랑니가 있으면 다른 이들이 움직이는데 방해가 된다던데요?

이것은 절반은 맞고 절반은 틀린 이야기입니다. 그런 경우도 있고 아닌 경우도 있기 때문입니다.

사랑니가 교정치료 시 치아이동에 방해가 될까 우려하는 경우는 전체 치열을 뒤로 밀어서 교정하는 경우입니다. 이를 빼지 않고 돌출입을 해결하고 싶은 상황이 그런 예가 되겠습니다. 이 때 맨뒤에 있는 사랑니에 가로막혀 전체치아들이 원하는대로 뒤로 가지 못할까 우려되기도 합니다.

그런데 대게는 사랑니가 가로막고 있다 하더라도 사랑니도 같이 밀려 움직이기 때문에 크게 방해가 되지는 않습니다. 하지만 사랑니가 매복되어 있거나 맹출직전인 경우라서 바로 뒤에 있지는 않은 경우가 그런 것입니다. 완전히 맹출되어서 그 앞의 어금니에 딱 붙어 있는 경우라면 빼주는 게 아무래도 치아이동이 수월할 것입니다.

🦷 나중에 교정할 때 쓸 수 있다고 사랑니 빼지 말라던데요?

사랑니를 교정에 활용할 수 있는 경우도 있습니다.

어금니 중에 많이 썩거나 부러져서 살리기 힘든 경우에 그 어금니를 빼고 사랑니로 대체 시키는 경우입니다. 원래는 임플란트를 해야 하겠지만 사랑니가 모양이 좋게 잘 생기고(?) 끌어오기 좋은 위치와 각도로 존재한다면 충분히 좋은 치료 옵션이 될 수 있습니다.

가끔 어금니가 썩거나 상하지 않았는데도 어금니를 빼고 사랑니로 대체하며 교정하는 경우도 있습니다. 전체 치열을 뒤로 수월하게 밀기 위한 방편으로서 말입니다. 미니스크류가 나오면서 지금은 예전보다 많이 쓰이지는 않는 방법인데요.

전체 치열을 뒤로 밀어서 교정해야 하는 경우에 양쪽 어금니를 하나씩 빼면 더 잘 밀려서 이동할 것입니다. 밀어줘야 할 치아가 하나씩 없어졌으니까요. 그것도 큰 녀석이 말이지요. 그리고 이렇게 뺀 어금니는 사랑니가 대체하게끔 하는 것입니다. 이렇게 하면 원래부터 사랑니는 없고 어금니들은 정상적인 갯수대로 존재하는 사람과 같은 상황이 됩니다.

다만 이런 경우는 양쪽 모두 사랑니가 존재해야 하고, 사랑니의 크기와 모양새가 적절해야 하며 또 사랑니 축의 각도도 적절해야 합니다. 뿐만 아니라 사랑니가 완전히 맹출해 있는 시기보다 맹출중인 시기에 시행하는 것이 더 좋습니다. 하지만 어금니는 발치했는데 가끔 사랑니가 맹출하지 않고 유착되어 곤란해지는 경우가 있으니 신중하게 결정해야 합니다.

사랑니를 교정에 활용할 수 있는 경우들을 살펴보았는데요. 하지만 나중에 교정할 수 있으니 사랑니를 빼지 않는게 좋다는 말은 적절하지 않다고 봅니다.

일단 교정이란 것을 하게 될지 말지부터가 불확실한 부분이고, 그게 언제일지 모르는데 문제가 있는 사랑니를 교정때문에 유지하는 것도 바람직하지 않기 때문입니다. 교정때문에 사랑니를 그냥 둔다는 것은 대게 사랑니가 매복된 상황이 아니라 일부라도 맹출한 상황에서 나오는 말인데, 이 때 올바르게 나지 않은 부분맹출 사랑니는 음식물 끼임으로 충치나 잇몸염증 등의 문제를 일으킬 가능성이 높습니다.

빠른 시일 내에 다른 이유로 교정치료가 예정되어 있고 사랑니로 대체해줘야 할 다른 어금니가 있으며, 사랑니의 크기와 모양, 뿌리길이 등이 적절하다는 모든 조건이 만족될 때라야 교정할 때 쓸 수 있으니 사랑니를 빼지 말고 그냥 두라는 말이 옳은 말이 되겠습니다. 그런데 다 만족시키기 너무 힘든 조건 같은데요?^^

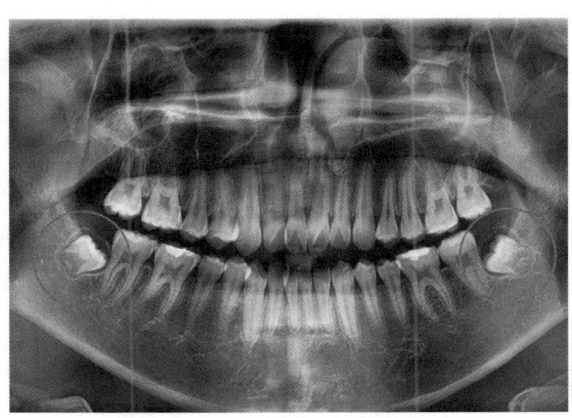

〈사진 16-3〉 경사진 방향으로 성장중인 아래쪽 사랑니.
뿌리가 더 성장하면서 똑바로 맹출할 수도 있습니다.

🦷 교정 치료 전에 사랑니가 있다는 것은 알았습니다. 당장 뺄 필요는 없다고 들어서 그냥 교정을 시작했는데요, 언제쯤 빼는 게 좋을까요?

당장 뺄 필요가 없다는 것은 매복되어 있기 때문일 것입니다. 교정치료는 몇 년이 걸리는 치료이니 이 기간동안 점점 맹출되어 빼주어야 하는 상황이 올 수도 있습니다.

그리고 부분매복되어 있고 경사져 있어서 음식물 끼임 등을 생각하면 빼주는게 맞지만 위생관리가 잘 되어 당장은 뺄 필요가 없으니 그냥 두고 교정을 진행하는 경우도 있는데요. 이 때도 시간이 지나면서 빼주는 게 나은 상황이 올 수 있겠지요.

언제 빼야할 지 시기에 관해서는 너무 고민할 것 없습니다. 사랑니 발치에 능숙한 치과의사, 특히 구강악안면외과 전문의라면 교정장치가 붙어 있는 시기에도 사랑니를 잘 빼줄 수 있기 때문입니다.

다만 삐뚤빼뚤함이 심하거나 돌출입 등으로 인해 (소구치, 작은 어금니) 발치교정을 하고 있는 경우라면 발치 공간이 어느정도 메워진 시기에 사랑니를 빼는 것이 좋습니다. 왜냐하면 (소구치를) 발치한 자리로 앞니는 뒤로 가지만 어금니들은 앞으로 이동하여 공간을 메꾸기 때문인데요. 어금니가 앞으로 이동해주면 사랑니 주변 공간이 좀 더 넉넉해지므로 사랑니를 빼기가 더 수월해질 수 있습니다.

특별한 치아교정 이야기

17

무턱교정의 진실

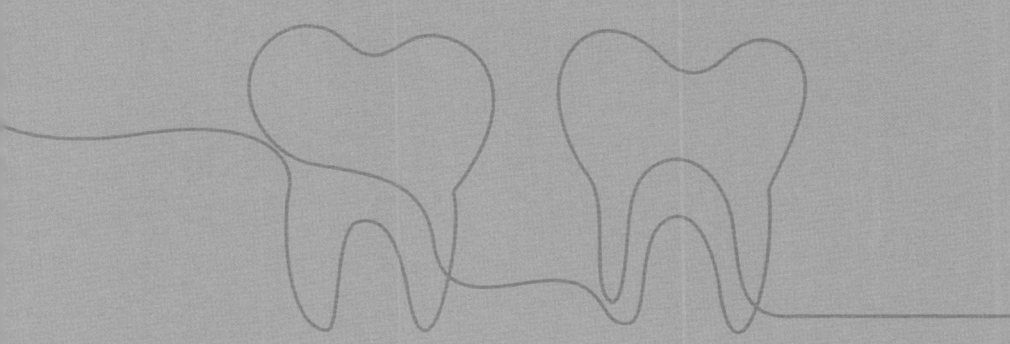

⓱ 무턱교정의 진실

🦷 무턱, 교정으로 고칠 수 있나요?

무턱교정이라는 말도 많이들 들어보셨을 것 같고, 무턱 교정 Before & After 사진을 광고하는 것도 제법 보셨을 것으로 생각합니다.

무턱, 수술하지 않고 정말 교정으로 고치는 것이 가능할까요?

무턱이라는 정식 용어는 없지만 아래턱이 굉장히 작아서 마치 턱이 없는 듯한 모양새로 보이는 경우로 얘기들 하고 있습니다. 이 경우 아래턱 끝에서 목으로 이어지는 라인이 밋밋한 곡선이거나 심한 경우 직선에 가까워서 옆모습이 좋지 않은 것이 사실입니다.

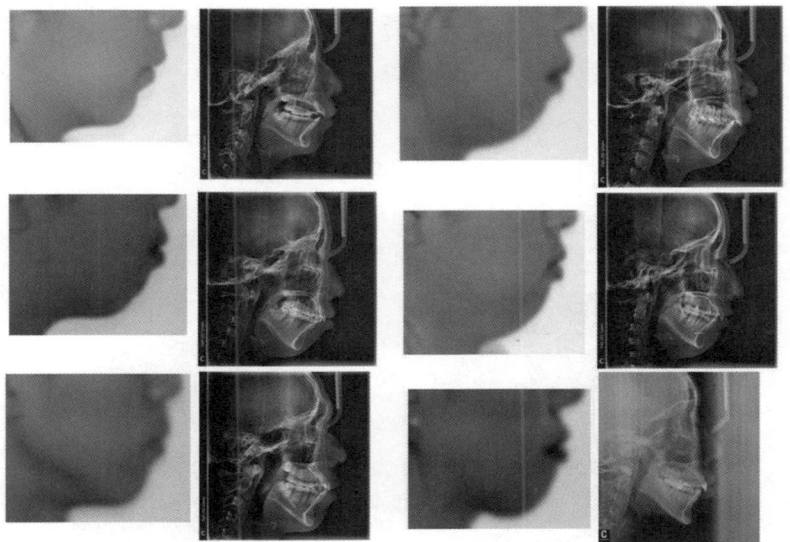

〈사진 17-1〉 이 모든 케이스를 무턱이라 부를 수 있을까요?

그리고 아래턱을 덮는 연조직, 즉 살과 근육도 같이 부족한 경우는 입술을 제대로 다물기 힘들게 턱끝 부위 긴장이 팽팽하기도 합니다.

아래턱이 약간 작은 것은 우리나라 미의 기준 상 오히려 선호되기도 합니다. 아래턱이 큰 주걱턱 성향이 있는 외모를 꺼려하고요.

하지만 무턱이라 부르는 경우처럼 아래턱이 아주 작은, 많이 짧은 경우는 그렇지 않을텐데요. 아래턱이 큰 주걱턱이 심할 때도 그러하듯이 이렇게 심한 무턱인 경우도 역시 원칙적으로는 양악수술이 정답입니다.

아래턱 자체가 짧은 것에서 모든 문제가 기인하므로 아래턱을 수술하여 앞으로 전진시켜 그 상태로 고정을 해 주는 것이지요.

그런데 수술 없이 교정만으로 무턱을 고친다고 합니다. 어떻게 가능할까요? 그리고 정말 그게 가능할까요?

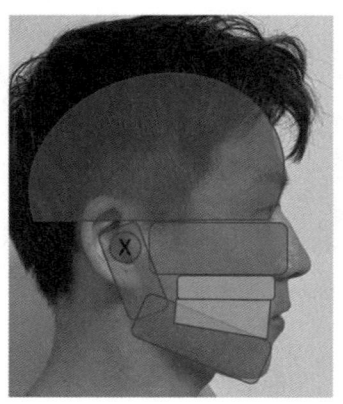 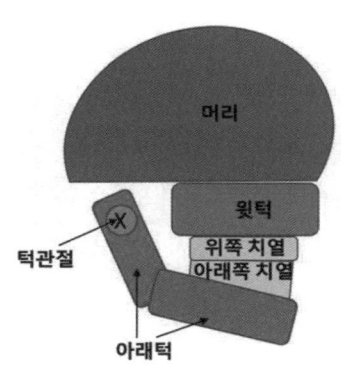

〈사진 17-2〉 턱 관계 모식도

모식도로 설명드리겠습니다.

우선 턱이라 하면 대게는 아래쪽만 턱이라고 생각들 하시는데요, 사람의 턱은 위턱(상악, maxilla), 아래턱(하악, mandible) 2 부위이고 위턱뼈에 위쪽 치아들이 아래턱뼈에 아래쪽 치아들이 심어져 있는 상태입니다.

윗턱은 머리(두개)에 붙어서 움직일 수 없지만 아래턱은 턱관절이라는 관절부위를 중심으로 회전할 수 있습니다. 그래서 우리가 입을 벌리고 닫고 음식을 씹고 하는 이런 움직임들이 가능한 것이죠.

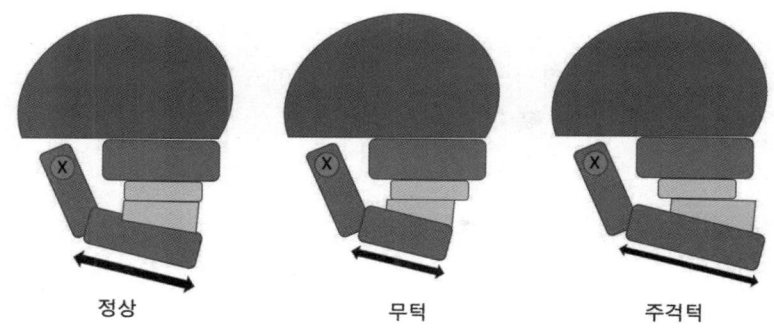

〈그림 17-1〉 아래턱 길이에 따른 3가지 유형

위 그림은 아래턱의 길이를 기준으로 정상, 무턱, 주걱턱을 나타낸 것입니다. 이 모식도를 통해 이와 같은 골격을 가진 사람의 실제 안모를 대략 상상하실 수 있으리라 봅니다.

이제 치아교정을 통해 무턱을 고치는(?) 원리를 보겠습니다.

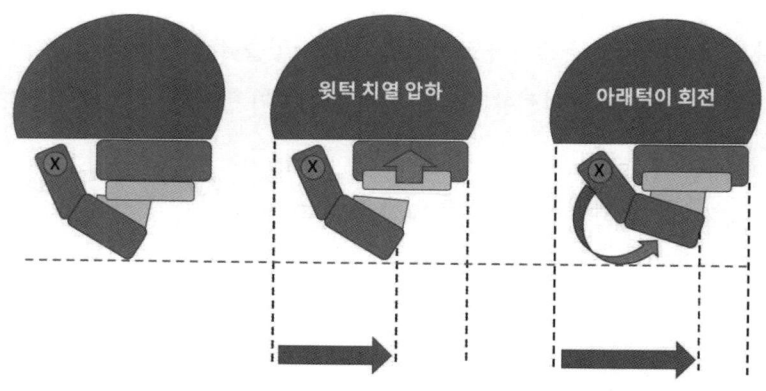

〈그림 17-2〉 무턱교정의 원리

〈그림 17-2〉의 맨 왼쪽이 무턱이라 불리는 사람입니다. 아래턱이 매우 짧고 경사도도 급한 타입으로 그렸습니다. 특히 무턱형 얼굴이 부각되는 타입입니다.

이제 위쪽 치열을 올려줍니다.(압하)
그러면 아래쪽 치열이 위쪽치열과 교합되기 위해서는 아래턱이 닫히는 방향으로 회전하여 다물어져야 합니다.

이와같이 턱관절을 중심으로 아래턱이 회전하면 아래턱의 끝부위는 처음보다 위로 그리고 앞으로 이동하게 됩니다. 아래턱끝이 앞쪽으로 이동하였으므로 턱뼈의 실제 길이는 변하지 않았지만 턱끝의 위치는 앞으로 조금 나오게 됩니다. 이것이 무턱교정의 원리입니다.

턱끝이 그냥 앞으로 나오는 것이 아니라 위쪽으로도 이동하며 앞으로 나오게 되므로 얼굴 길이가 짧아지는 효과도 있습니다. 따라서 얼굴이 다소 긴타입이면서 무턱성향이 있는 환자였다면 이 방법이 아주 좋겠네요.

이제 무턱을 교정하는 원리를 이해 하셨을거라고 생각합니다.

🦷 정말 이 방법대로면 수술 없이 무턱을 고치겠는데요?

그러면 얼마나 좋겠습니까. 하지만 이것은 모식도로 원리를 보여드렸을 뿐 무턱이 극적으로 개선되지는 않습니다.

위에서 위쪽 치열을 올려준다(압하)고 했었는데요, 이것을 가능하게 하려면 미니스크류(미니임플란트)를 이용하여 천천히 위쪽 치아들을 압하시켜야 합니다. 그런데 치아들을 뼈쪽 방향으로 밀어넣는 압하라는 이동은 교정적 이동중 가장 시간이 많이 걸리고 일어나기 힘든 이동입니다.

케이스에 따라 다르지만 1mm를 압하하는데 대략 6개월~10개월이 걸립니다. 2~3mm 정도만 압하해도 꽤나 성공적인 경우이고, 4mm 이상의 압하는 매우 어렵습니다.

그리고 위쪽 치열을 압하한다 해도, 아래턱이 닫혀서 아래턱끝이 앞으로 나오는 정도도 골격 구조 및 턱관절의 상태에 따라 다릅니다. 더 어려운 것은 이게 예측하는 것도 어렵다는 것입니다.

가끔 꽤나 성공적으로 외모의 개선을 가져와 수술하지 않은 것 치고 환자도 의사도 만족하는 기쁜 경우도 있습니다만 대부분은 너무 기대하지 않는 것이 좋습니다. 근본적으로 턱의 길이 자체를 늘려준 것은 아니니까요.

또 무턱교정의 효과를 많이 얻겠다고 윗쪽 치아들을 많이 압하하여 아래턱이 닫히는 변화가 크면 그만큼 턱관절의 장애가 발생할 가능성도 높아집니다. 지금까지 적응해 온 원래의 윗턱-아래턱의 맞물림 관계로부터 변하니까요.

과한 기대는 금물. 다른 방법도 생각하자.

교정만으로 무턱을 고치는 방법이 만족스런 성과를 거두는 경우도 있지만 과한 기대는 금물입니다. 지금보다 아주 조금 나아지는 정도면 다행이라 생각하고 접근해야 합니다. 극적인 몇몇 케이스를 통해 수술없이 교정으로 무턱을 고친다는 과장광고가 너무나 많은 시대입니다.

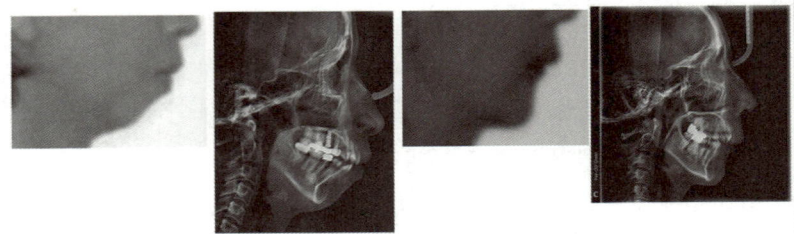

〈사진 17-3〉 양악수술이 아니고는 해결이 매우 힘든 케이스들

무턱을 고치기 위해서가 아닌 다른 문제를 해결하기 위해서 미니스크류를 이용하여 위쪽 치열을 압하해주는 경우가 있습니다. 그럴때 부가적으로 아래턱끝이 조금 앞으로 나오는 효과까지 같이 나타나준다면 더할 나위없다라는 마음으로 접근해야 함을 말씀드리고 싶습니다.

🦷 무턱을 고치려면 원칙적으로 양악수술이 필요한 건 알겠습니다. 그리고 교정만으로 효과가 제한적인 것도 이해했습니다. 하지만 또 다른 방법은 없을까요?

수술기법이 발전하고 예전보다 위험도는 많이 낮아졌으며 꽤나 안정적인 결과를 얻게되었다지만 그래도 수술이라는 것은 부담스럽습니다. 양악수술이 작은 수술도 아니고 말이죠.

절충하는 다른 방법도 있습니다.

양악수술은 윗턱과 아래턱(즉, 양악)을 모두 절단하여 이동시킨 후 고정시킵니다. 하지만 무턱형 외모를 개선하기 위해서 아래턱끝 부위의 뼈를 조금 잘라 앞으로 약간 이동시켜 고정하는 수술(이부성형, genioplasty)이 있습니다. 역시 수술이긴 하지만 양악수술에 비하면 훨씬 부담이 작은 수술입니다.

또 턱끝에 필러를 넣는 것도 방법입니다.
하지만 이 두 방법 모두 정말 아래 턱의 끝부위만 약간 돋우는 것이라서 무턱경향이 심한 안모인 경우는 개선하기 힘듭니다. 또 턱끝부위의 피부에 팽팽한 긴장감이 생기는 것도 단점입니다. 너무 욕심을 내면 안되겠지요.

위 2가지 방법을 교정과 병행하기도 합니다.

설명드린 무턱교정 원리대로 윗쪽 치열을 압하시켜 아래턱이 약간 닫히면서 앞으로 나오는 효과에 필러나 턱끝수술의 효과를 추가하는 것입니다.

양악수술을 동반한 수술교정에 비할 바는 아니지만 외모의 개선이 제법 가능하니 양악수술이 꺼려지는 경우라면 생각해 볼만한 옵션입니다.

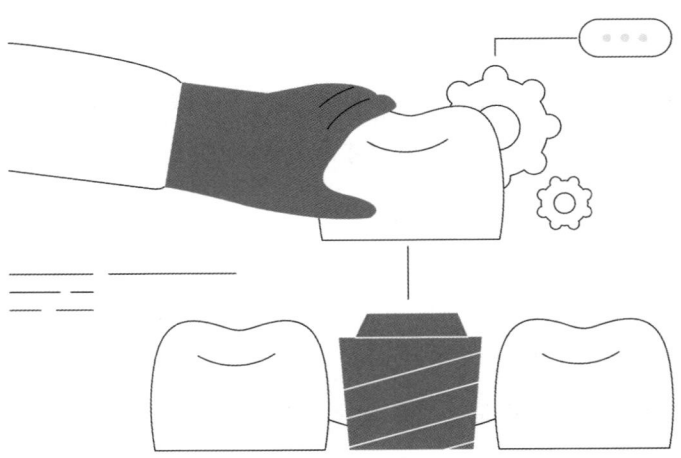

특별한 치아교정 이야기

18

중장년 교정

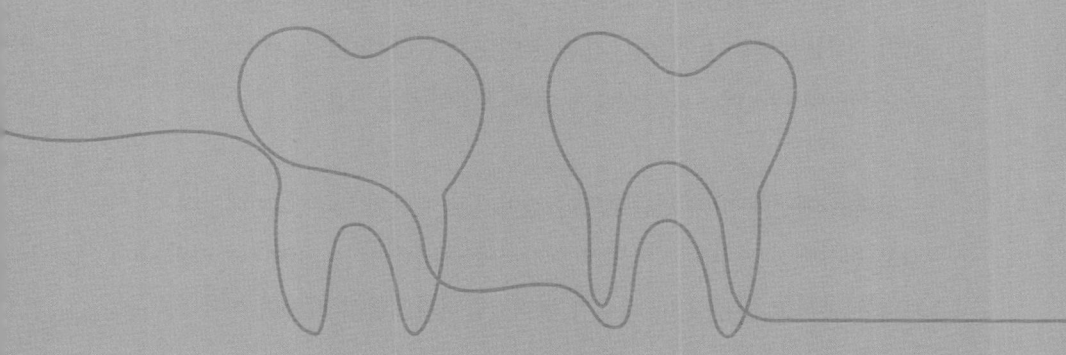

18 중장년 교정

🦷 중장년도 교정이 가능한가요?

교정에 관한 여러 오해 중에 연령에 대한 오해가 있습니다. 나이 든 사람은 교정을 할 수 없다는 생각 말이지요.

교정은 연령과 상관없이 할 수 있는 진료입니다. 그리고 예전보다 치료기술이 월등히 발달해서 옛날에는 못했던 중장년 교정이 가능해진 것도 아닙니다.

치아를 움직이는 생체 메커니즘의 원리를 생각하면 그런 메커니즘이 나이 든 사람에게서는 일어나지 않는 일도 아닌데 왜 그런 오해가 생겼을까요? 또 왜 예전에는 중장년층에 대한 교정이 드물었을까요?

첫째로 예전에 비해 평균수명이 길어지고 예전의 같은 나이대보다 더 젊고 건강해졌습니다. 치아도 마찬가지로 예전의 같은 연령대의 사람들보다 보존하고 있는 치아 개수가 늘어났습니다. (달리 말하면 이가 빠지는 정도가 줄었습니다.) 교정으로 움직일 재료(?)가 늘어난 것이지요.

교정이란 것은 치아를 이동시키는 것으로 치아가 없으면 의미가 없는 것입니다. 예전에 치아를 빨리 상실한 중장년층의 경우에는 교정이 아니라 보철(임플란트, 틀니, 크라운 등)이 더 중요한 치과치료였지요.

둘째, 옛날의 중장년층보다 갖고 있는 치아의 개수도 늘어났고 젊고 활동적인만큼 미의 대한 욕구를 드러내는 일도 많아졌습니다. 원래 나이가 들었다고 해서 미에 대한 욕구가 없는 것이 아니니까요. 젊을 때부터 늘 고민해왔던 교정을 이제 결심하고 해보기로 해서 왔다 하시는 분들이 많습니다.

셋째, 중장년층의 교정이라면 특히 미적인 부분만이 아니라 기능적이고 위생적인 면에서도 더 필요합니다. 어리고 젊었을 때 치열이 고르던 사람들도 누구나 나이가 들어가면 특히 앞니 부분이 삐뚤빼뚤해집니다. 여기에는 치태나 치석이 잘 달라붙고 제거하기는 힘든 환경이 됩니다. 그러면 풍치(치주염)가 더 잘 발생하거나 악화합니다. 따라서 이 때 이런 치열을 교정해 주면 치아, 잇몸, 잇몸뼈를 더 오래 건강하게 지킬 수 있는 길이 됩니다. 이런 케이스를 특히 '치주교정'이라고도 부릅니다.

넷째, 연령 구성이 변하였습니다. 어리고 젊은 층 인구가 줄고 장년, 노년층이 늘어났습니다. 앞으로는 더욱 그럴테고 말입니다. 아무래도 치과의사의 입장에서도 예전에는 학령기 대상만으로도 충분하여 크게 신경쓰지 않았던 중장년층의 교정에 더욱 주목할 수 밖에 없습니다. 그리고 그런 상황은 중장년층에 더 적합한 교정법과 교정장치의 개발을 가져옵니다.

　이러한 추세는 비단 한국만이 아니라 중진국, 선진국에서 모두 나타나는 것입니다.

　마지막으로, 중장년층에 대한 의학적 이해, 좀 더 적합한 다양한 장치들이 발전했기 때문입니다.

　중장년층에게만 쓰는 것은 아닙니다만 좀 더 크기가 작고 이물감이 낮아 적응이 쉬운 장치들이 계속해서 개발되었습니다. 이런 장치들은 어리고 젊은 세대에 비해 상대적으로 변화에 적응력이 떨어지는 중장년층에 좀 더 적합하게 쓸 수 있습니다.

　이렇게 여러가지 요인들로 인해 예전에 비해 중장년층에 대한 교정치료 사례가 많이 늘어났습니다. 앞으로 더 늘어날 것으로 예상됩니다. 교정치료는 정말로 연령과는 상관이 없는 시대가 되었습니다.

🦷 정말 아무 차이가 없나요?

물론 중장년층의 교정은 조금 다른 부분이 있습니다. 하물며 5~10세의 교정과 청소년기 교정도 차이가 있는데요.

그럼 중장년층 교정에 있어서 특수한 점들을 살펴보겠습니다.

1) 크게 차이나는 것은 아니지만 중장년층의 치아 이동은 조금 느릴 수 있습니다.

   아무래도 생체활성이 젊었을 때보다 떨어져 있으므로 비단 교정 뿐 아니라 모든 의학적 소견이 그러할 것입니다. 그럴수록 급하게 서두르지 말고 천천히 치료를 진행시켜야 하겠습니다.

2) 적응력이 다소 떨어져 있을 수 있습니다.

   교정장치는 언제해도 어느정도는 불편합니다. 없던 것이 달라붙어 있으니 이물감이 있을 수 밖에 없습니다. 그러한 이물감에 적응하는 것이 젊은 층보다 다소 떨어지는 분도 있고, 오랜시간 익숙해져 온 현재의 어금니 물림(교합 상태)이 변하는 것에 대해서도 힘들어 할 수 있습니다.
   그리고 치아가 뻐근하고 수일간 씹기가 힘든 교정치료 특유의 통증, 그러나 누구나 겪는 그 불편함에 대해서도 더 적응하기 힘들어 하시는 경우가 있습니다.

3) 치주 상태입니다. 치주는 잇몸과 잇몸뼈(치조골) 등 치아 주변 조직들을 의미합니다.

사람은 나이가 들어감에 따라 잇몸과 잇몸뼈의 양이 조금씩 줄어듭니다. 그런데 관리가 잘 되지 않거나 유전성에 의해 풍치가 심한 분들은 치조골의 수준이 더 낮습니다.
이런 경우는 치아의 뿌리가 뼈에 묻혀 있는 부분이 작아 치아의 머리 부분에 장치를 붙이고 움직이는 힘에 의해 똑바로 이동하지 않고 쓰러지는 경향이 강합니다.

이런 상황은 교정의 난이도가 높은데 더욱 천천히 더욱 약한 힘을 주어 이동시켜야 합니다.

치주상태가 나쁘면 교정이 어려워진다는 것인데, 아이러니하게도 치주상태가 나쁘면 교정이 더욱 필요한 치료이기도 합니다. 앞서 말씀드렸듯 나이가 들어 치열이 불규칙해진 정도가 심할수록 위생관리가 어려워져 치주를 건강하게 관리하기가 힘들어지기 때문입니다.

즉, 치주 상태가 나쁘면 교정을 못하는 것이 아니라 교정치료가 더 권장될 수 있습니다. 잇몸치료(치주치료)와 교정 치료를 병행하는 것이고 이 때 교정치료를 치주교정이라고 부릅니다.

4) 중장년층일수록 이가 빠진 자리(상실치)가 많거나 그로 인해 주변치아들이 쓰러져 있는 경우가 많습니다. 또 임플란트, 크라운, 브릿지 등 여러가지 보철물을 많이 하신 경우들이 늘어납니다.

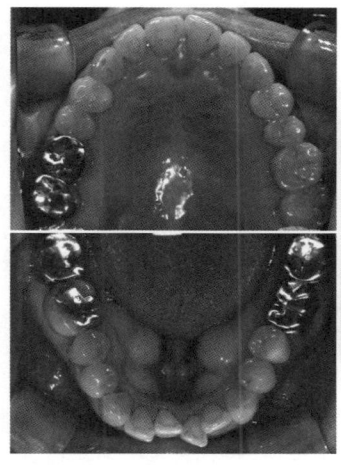
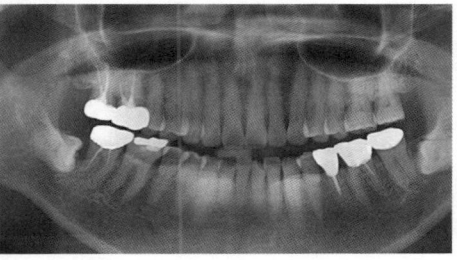

〈사진 18-1〉
입안에 다수의 보철물이 있는 중년
- 교정장치 접착력이 떨어질 수 있습니다

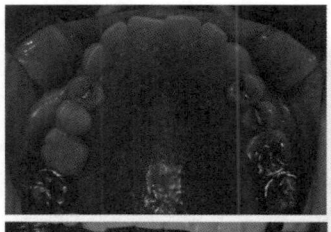
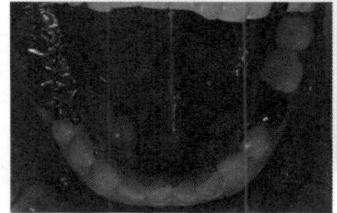
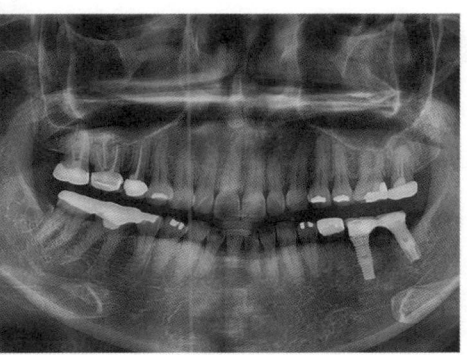

〈사진 18-2〉
입안에 다수의 보철물과 임플란트까지 있는 중년
- 교정장치 접착력이 떨어지며 임플란트는 이동시킬 수 없습니다.

당연하게도 나이가 들어감에 따라 치아를 상실할 확률이 올라가니 젊은층에 비해 이가 빠진 자리들이 더 있을 수 있습니다. 그리고 이가 빠진 채로 오래 두어 주변치아가 쓰러지고 맞물리는 이는 솟아난 상태가 되어 있기도 합니다.

또한 여러가지 보철 치료를 받은 상황이 많을 수 밖에 없습니다. 보철물의 재질에 따라 정도의 차이는 있지만 자연 치아에 비해 보철물에는 교정장치가 확실히 붙어 있기가 어렵습니다. 여러가지 표면처리를 하여 잘 붙어 있도록 노력은 합니다만 탈락 확률이 좀 더 높아서 환자와 치과의사 모두가 고생하기도 합니다.

특히 임플란트는 교정치료에 큰 제한을 가합니다.
임플란트는 뼈와 완전히 붙어서 자연치아와 달리 이동하지 않습니다. 모든 치아가 동시에 3차원적으로 움직여야 하는데 그 중간에 움직일 수 없는 임플란트가 있으면 다른 치아들이 움직이는 데 제한이 걸릴 수 밖에 없습니다.

교정치료의 목표를 낮추거나 한계를 받아들이는 수밖에 없는 상황도 있습니다. 임플란트를 제거할 수도 있고 실제 그렇게 교정치료를 하여 성공적이고 만족하는 경우들도 있습니다만 임플란트를 제거하는 것은 여러가지로 부담스러운 일입니다.

🦷 전 연령대가 가능한 교정치료라고 설명하고서 중장년 교정의 단점과 제한점(?)을 나열하여서 의아하실겁니다.

하지만 위에서 설명드린 상황들은 사실 연령 문제가 아니라 누구에게나 있을 수 있는 것입니다. 젊은 분들 중에서도 의외로 잇몸이 많이 나쁘거나 보철물이 많고 이미 임플란트를 한 경우도 있습니다. 또 젊지만 교정장치에 대한 적응력 등이 떨어지는 분도 있습니다.

즉 사람마다 다를 수 있는 것이지 꼭 나이 때문에 다른 것은 아니란 것입니다. 연령에 대한 부담을 내려놓고 조금만 용기를 내시면 충분한 상담과 전략적 계획하에 교정전문의가 적합한 치료 옵션을 제시할 수 있습니다.

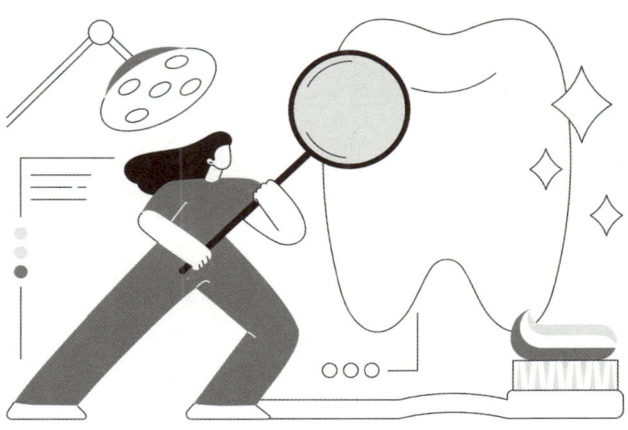

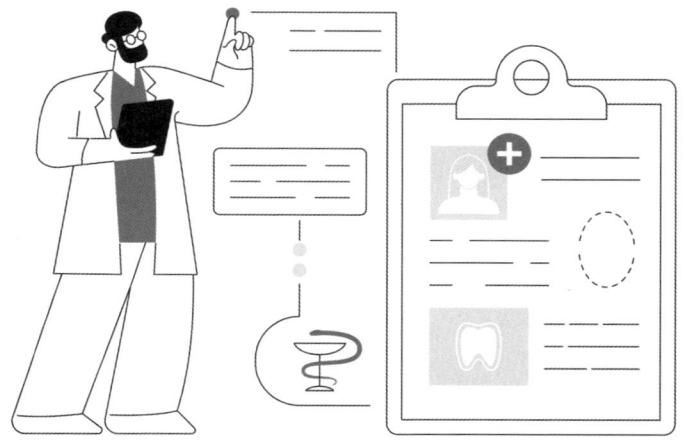

특별한 치아교정 이야기

19

임플란트와 치아교정

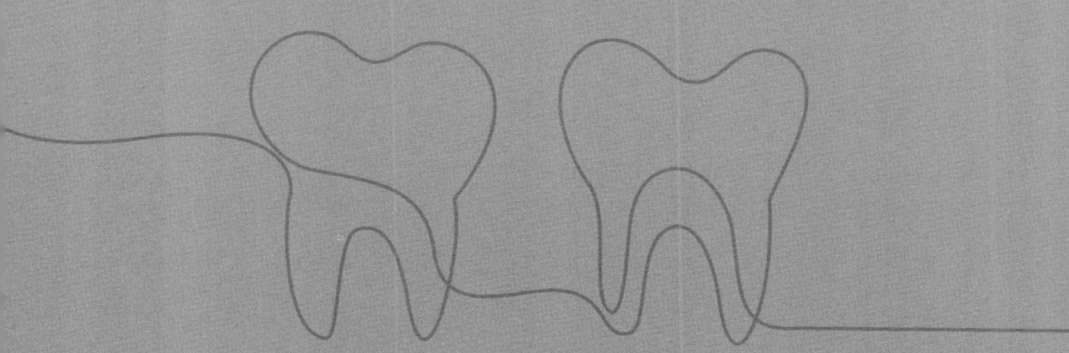

⑲ 임플란트와 치아교정

🦷 임플란트와 치아교정의 특징과 관계

임플란트와 치아교정의 공통점은 뭐가 있을까요? 우선 치료비용이 고가인 항목이라는 이미지가 떠올라서 부담스럽다는 느낌이 드실 것 같네요. 실제로 다른 치과치료에 비해 고가인 것은 사실이니까요.

또 하나는 역시 둘 다 다른 치과치료들에 비해 비교적 치료기간이 길다는 점입니다. 치료 난이도도 높은 편입니다.

임플란트와 치아교정의 가장 큰 차이점은 무엇일까요?
치아교정은 치아를 움직이게 하는 것인 반면, 임플란트는 절대 움직일 수 없다(움직여서는 안된다)는 점입니다.

이 커다란 차이점 때문에 임플란트와 교정치료가 같이 들어가게 되는 경우에는 여러가지 고려해야 할 점들이 있습니다. 이 부분에 대해 알아보겠습니다.

🦷 치아교정을 해야 하는데 이미 임플란트를 한 곳이 있다면?

임플란트를 한 중장년층도 교정치료를 하는 비율이 높아졌을 뿐 아니라 젊은 층 중에서도 치아 상실로 임플란트를 하는 경우도 있기 때문에, 치아교정을 하려 생각했을 때 이미 입안 어느 부위에 임플란트를 한 곳이 있는 경우가 늘어났습니다.

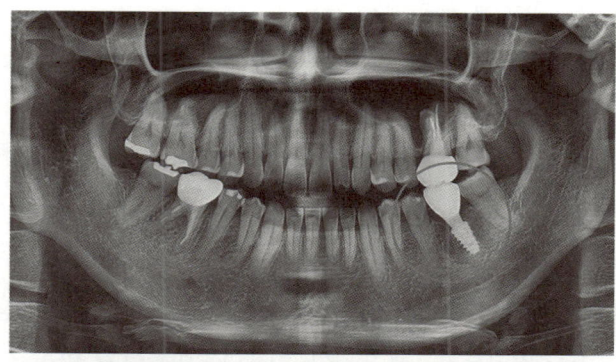

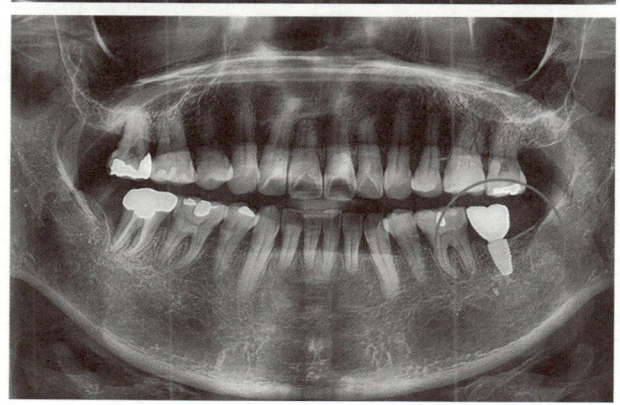

〈사진 19-1〉 이미 임플란트가 존재하는 상황

모든 치아들이 인접해 있고 전체가 열을 맞춰 악궁의 모양을 형성하기 때문에 교정치료를 통해 치아를 이동시킬 때에는 다 같이 움직여주어야 합니다.

치아는 앞 뒤로만 움직이게 하는 것이 아니라 볼쪽/혀쪽으로도 움직이고 심지어 위아래도 조금씩 움직여서 맞물리는 치아와 교합을 형성합니다.

그 뿐 아니라 제자리에서 회전을 시키는 게 필요할 수도 있고 경사지게 하는 움직임이 요구될 때도 있습니다.

즉 치아 교정에서 치아는 3차원적인 이동이 필요한 것이지요.

이런 상황에서 움직일 수 없는 임플란트가 치열 어딘가에 존재한다는 것은 많은 제한점을 가져옵니다.

임플란트가 움직일 수 없기에 사실상 임플란트가 전체 교정치료 계획과 최종 목표를 좌지우지하게 됩니다. 임플란트의 위치에 맞춰서 다른 치아들의 이동을 타협할 수 밖에 없는 것이지요.

원하는 목표를 이루기 위한 치아들의 이동량이 크지 않다면 비교적 괜찮습니다. 하지만 돌출입 등의 문제로 발치교정을 해야 하는 등 치아들의 이동량이 큰 케이스라면 어려운 상황이 됩니다.

🦷 그럼 임플란트가 이미 있는 상황에서 교정치료는 힘든 것인가요?

그렇지는 않습니다. 임플란트가 이미 있는 상황에서도 여러가지 방안을 제시할 수 있습니다.

첫째로 그 임플란트를 제거하는 것입니다.
임플란트를 제거하는 것은 자연치아를 발치하는 것보다 기술적으로 어렵고 침습적입니다. 가급적 피하면 좋겠지만 하지 못할 것은 아닙니다.

돌출입으로 고민이 큰 환자분의 경우 발치교정을 해야 한다면 보통 발치부위로 선택하는 제1소구치(첫번째 작은 어금니) 대신 어느 임플란트를 제거하는 것을 선택할 수 있습니다. 물론 작은 어금니에 문제가 있거나 치아 이동량이 적절하게 나오지 않는 경우는 작은 어금니를 발치하고 임플란트도 같이 제거하여 교정 후, 임플란트를 새로운 자리에 재식립하기도 합니다.
이런 방법은 비용적으로도 부담이 되기도 하지만 교정을 통해 꼭 개선을 하고 싶은 부분이 있는 경우에는 꽤 선택을 하시고 있습니다.

둘째, 임플란트를 제거하지 않고 임플란트의 머리부분(크라운)만 재제작 하는 것입니다.

임플란트는 뼈속에 묻힌 나사기둥(픽스쳐)과 중간 연결부위(어벗트먼

트), 그리고 머리부분(크라운)으로 구성되어 있습니다. 음식물 끼임이 생기거나 치아 머리부분의 일부가 깨지거나 하는 문제가 발생한 경우 크라운이라 불리는 이 머리부분을 새로운 모양으로 제작할 수도 있는 것이지요.

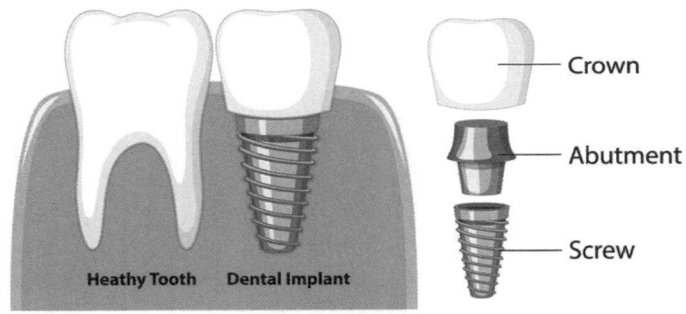

〈그림 19-1〉 임플란트의 구조
(출처 : https://kr.freepik.com/free-vector/infographic-human-structure-dental-implant_24780251.htm)

교정을 위해 임플란트의 크라운을 새로 제작하면서 크라운의 모양을 처음과 조금 다르게 하면 새롭게 생긴 공간만큼 다른 치아들을 움직일 수 있는 여지가 생깁니다. 또 맞물리는 이가 이동하고 난 후에도 새로운 맞물림이 적절하게 이루어질 수 있게 임플란트의 머리부분을 바꾸는 게 가능하지요.

하지만 이러한 방법은 치아이동량이 작게 계획된 케이스에서 가능합니다. 임플란트의 크라운(머리)을 원래상태에서 많이 다르게 만들 수는 없으니까요. 또 머리부분의 모양을 바꾸더라도 임플란트에 가해지는 힘을 받아내는 기둥(픽스쳐)은 뼈속에서 위치가 그대로이기 때문에 밸런스를 유지하려면 많은 변화는 어렵습니다.

따라서 임플란트의 크라운을 새롭게 만드는 옵션으로 교정치료를 계획할 때는 임플란트에 대한 이해가 깊은 교정전문의, 또는 임플란트 치과의사와 긴밀히 협력할 수 있는 교정전문의와 충분한 상담을 하는 것이 좋습니다.

셋째, 전체교정이 아닌 부분교정을 계획합니다.

임플란트가 어금니쪽에 있고 교정치료를 통해 고치고 싶은 부위가 앞니쪽 삐뚤빼뚤함 같은 것이라면 앞니쪽의 부분교정으로 진행하는 것도 방법입니다. 물론 어금니까지 전체를 이동시키는 것이 더 좋은 방법이라 할지라도 임플란트와 상관없이 진행할 수 있으니까요.

다만 이 역시 정말 부분교정으로 가능한 상황인지를 교정의가 잘 파악하는 것이 중요합니다.

🦷 교정치료를 하려는데 임플란트를 해야할 곳이 있다면?

이런 상황은 아직 임플란트를 식립하지 않았으므로 어려운 점이 적습니다.

대신 교정과 임플란트를 동시에 고려해서 전체 치료의 순서와 계획을 수립하는 것이 중요합니다.

일반적으로는 교정을 먼저 진행하고 마지막에 임플란트를 식립하는 것이 정석입니다. 왜냐하면 말씀드렸듯 임플란트는 식립하고 나면 움직일 수가 없기 때문입니다.

내 자연치아들을 원하는 위치까지 다 이동시키고 난 후 남은 자리가 임플란트를 심을 자리가 되는 것입니다. 물론 교정의는 교정치료를 계획할 때 어디쯤에 임플란트를 심을 것이라는 점을 생각하여 치아들을 움직이려고 합니다.

교정치료를 통해 자연치아들의 위치가 거의 확립되었다고 판단될 때 교정의는 임플란트 치료를 의뢰하게 되는데요. 임플란트도 기둥(픽스쳐)을 식립하고 뼈와 붙을 때까지 보통 묻어두고 몇개월을 기다리게 됩니다. 이 기간동안 교정의 마무리 단계를 진행하고 교정 장치들은 임플란트를 위해 비워둔 자리가 좁아지지 않도록 유지하는 역할도 해 줍니다.

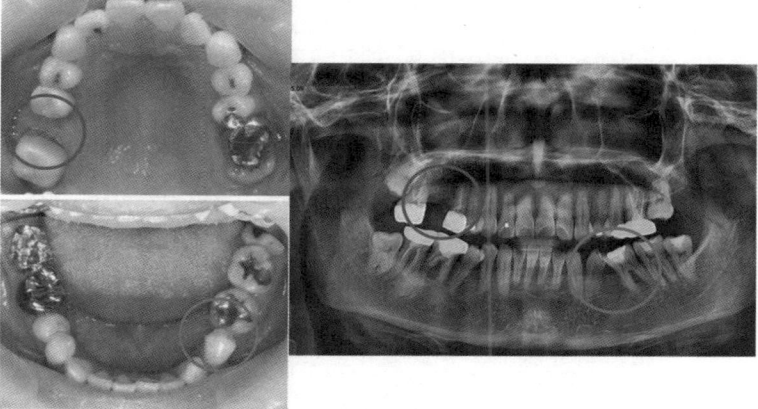

〈사진 19-2〉 치아가 빠진 자리에 임플란트를 심기 위해 교정이 필요한 케이스
- 교정을 통해 자연치아들을 이동 시킨 후 임플란트를 식립하게 됩니다.

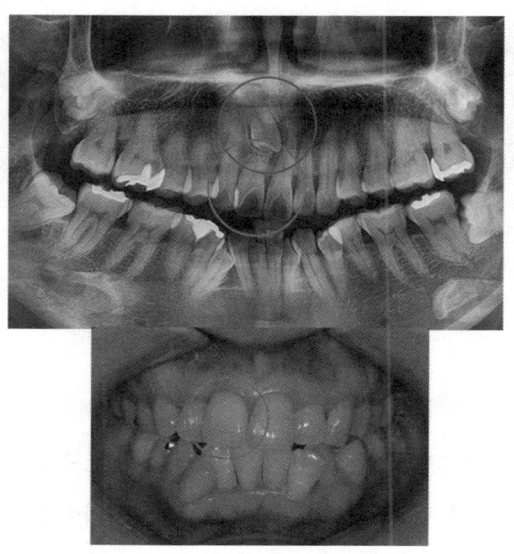

〈사진 19-3〉 매복된 송곳니(파란색 원)가 앞니(빨간색 원)의 뿌리를 녹였습니다.
매복 송곳니 뿐 아니라 앞니도 발치해야 하며 그 자리에 임플란트를 예정하고 있습니다.
전체 교정이 끝날 무렵 앞니의 임플란트를 식립할 것입니다.

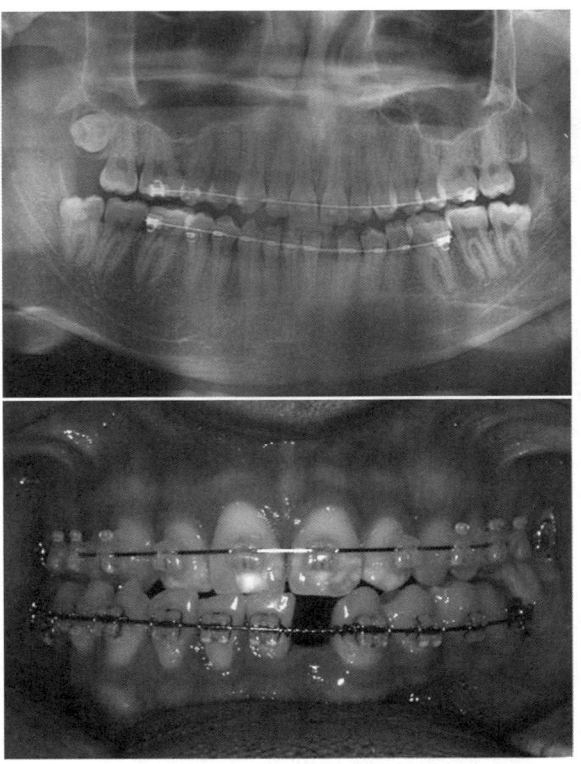

〈사진 19-4〉 아래쪽 앞니가 하나 없어서 임플란트를 해야 하는 분입니다.
교정 중이지만 위 아래 치아의 맞물림이 지금보다 좀 더 개선되어야
임플란트를 식립할 수 있는 준비가 됩니다.

 임플란트가 단순한 케이스가 아니어서 상당량의 뼈이식을 동반해야 하는 경우에는 이야기가 조금 다른데요. 보통 임플란트를 식립할 때 주변에 뼈이식을 같이 해주지만 뼈이식이 많이 필요한 상황에서는 뼈이식만 먼저 해두고 몇개월 후 임플란트를 식립해야 하기도 합니다.

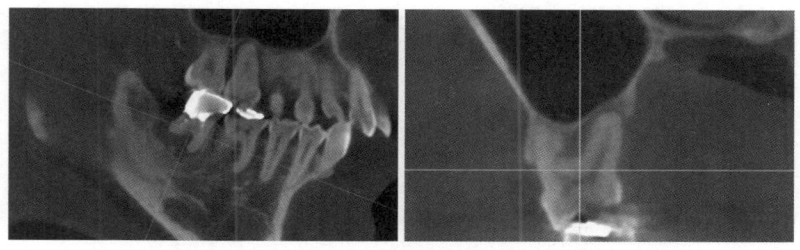

〈사진 19-5〉 어금니쪽 광범위한 골파괴로 골이식(뼈이식)을 동반한
임플란트를 해야 하는 케이스 : 뼈이식 – 교정 – 임플란트 식립 순으로 계획합니다.

 이식한 뼈 주변에 혈액이 스며들어 새로운 뼈가 형성되기 전에 그 부위로 치아를 이동시키는 것은 위험합니다. 하지만 너무 늦으면 치아이동이 원활할 수 있는 활성시기를 놓치게 되죠.

 보통은 뼈이식만 먼저 해둘 경우 뼈이식 후 2~3개월 즈음에 교정치료를 시작합니다. 그렇게 교정치료로 자연치아들을 충분히 움직여서 임플란트의 자리가 정해질 즈음에는 뼈이식한 부위가 임플란트 기둥을 식립하기 좋은 여건이 되어 있죠. 이제 임플란트를 식립하고 교정은 마무리 이동을 해주면 되는 것입니다.

🦷 임플란트가 교정치료를 유리하게 하는 경우도 있습니다.

이미 식립한 임플란트가 있거나 임플란트를 식립할 계획이 있는 경우라면 이러한 임플란트가 교정치료에 도움이 되는 경우도 있습니다.

요즘 교정치료에 많이 쓰이는 것이 미니스크류(미니임플란트) 라는 것인데요. 치아 이동 시 중요한 버팀목(고정원)으로서 활용하기 위해 이 미니스크류를 별도로 식립하기도 합니다. (이 미니스크류는 다 쓰고 나면 나중에 제거합니다)

그런데 입안에 이미 임플란트가 있거나 식립할 계획이면 미니스크류 대신 이 임플란트를 활용할 수 있는 것이지요. 교정의가 치아를 움직이려는 방향에 활용할 수 있게 적절한 위치에 임플란트가 있거나 계획이 있다면 이보다 좋은 보조 도구가 또 없는 것입니다.

특별한 치아교정 이야기

20
급속교정

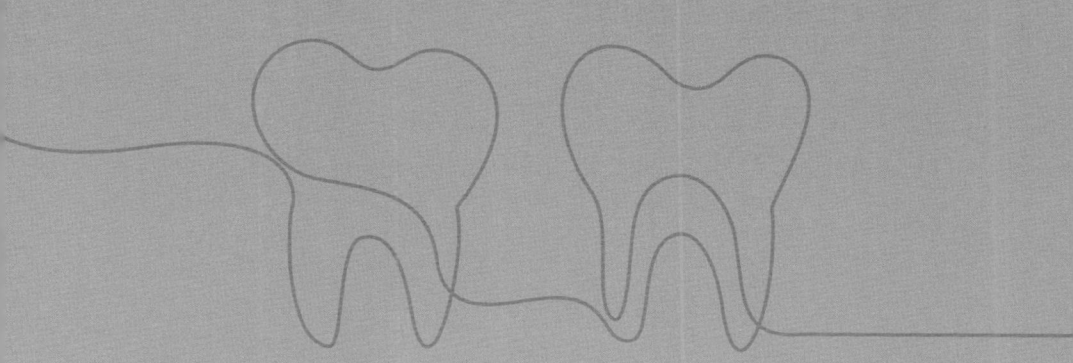

㉔ 급속교정

🦷 급속교정이란?

여러 교정치료 광고를 보다 보면 '급속교정'이란 말을 접할 수 있습니다. 상당히 끌리는 말입니다. 교정치료가 부담스러운 이유 중 하나가 통상 2년이상 걸리는 기간이니까요.

정확히 급속교정이라는게 어떤 방법으로 하는 걸까요? 또 그렇게 급속하게 빨리 끝낼 수 있는 방법이 정말 있다면 다 그런 방법으로 하면 될텐데 왜 따로 이름이 붙은 걸까요? 또 얼마나 빨리 끝나는 걸까요?

우선 '급속교정'이라는 말은 학계에서 정식으로 인정된 용어는 아닙니다. 따라서 정확히 무슨 교정법을 칭하는 것인지 명확히 정해진 것이 없습니다.

🦷 급속교정을 한다는 곳은 어떤 방법을 이용하나요?

하지만 '급속교정법'을 내세우는 곳들을 살펴보면 대부분 다음과 같은 방법들을 이야기 하고 있습니다.

1) Wilckodontics

Wilcko 형제(Thomas Wilcko & William Wilcko)에 의해 2001년 소개된 방법으로서 선택적으로(부분적으로) 골절단술을 시행하고 골이식을 해주는 방법입니다.

일단 외과적 수술을 하므로 가장 침습적인 방법입니다. 잇몸 판막을 열어서 치아 주변의 치조골에 의료용 톱 등으로 홈을 형성하고 펀칭하여 구멍들도 냅니다. 이렇게 혈액이 흘러나오고 또 들어갈 수 있는 상태를 만들면 상처 회복과정에 의해 생체 반응이 더 활발해져 치아 이동이 빨라진다는 원리입니다.

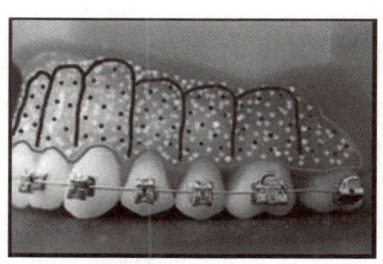

〈사진 20-1〉치조골에 홈과 구멍을 만들고 뼈이식을 해주는 Wilckodontitcs- 출처:https://www.slideshare.net/slideshow/wilckodontics-150381137/150381137#28

말만 들어도 그렇고 그림이나 사진을 보아도 참 무섭죠? 교정을 빨리 하려 저렇게까지 해야 할까 싶은 생각도 드실겁니다.

효과가 있냐구요? 물론 케이스에 따라 다르겠지만 이 방법은 제법 효과가 있는 것으로 알려져 있습니다. 하지만 이런 방법을 동원해서 교정치료를 하는 곳이 국제적으로도 많지 않기 때문에 충분한 통계 데이터를 갖고 있지는 않습니다.

많이 시행하는 곳은 이 방법을 통해 교정치료를 6개월~1년까지도 단축했다고 하는데 이 말을 증명하는 것이 쉽지 않습니다. 이런 수술법을 병행하지 않고 그 환자를 그냥 교정만 했다면 얼마만에 끝났을지 정확히 알 방법이 없으니까요. 이런 저런 여러가지 방법을 동원한 경우 저 수술법이 기여한 정도가 어느정도일지 알기도 힘들고요. 원래부터 좀 빨리 끝날 수 있는 케이스였을 수 있습니다.

그러나 무엇보다 가장 큰 단점은 역시 저런 큰 수술 과정을 시행해야 한다는 점입니다. 수술로 인해 전체 치료비용이 증가하는 문제도 있습니다. 이러한 이유들로 인해 시행되는 곳이 매우 드문 것이 현실입니다.

2) 치아진동 장치

미국의 한 회사에서 개발된 Acceledent라는 장치가 있습니다. 장치를 물고 있으면 치아에 특수한 파장의 미세한 진동을 가해 치아주변의 생체활성을 높인다는 것인데요.

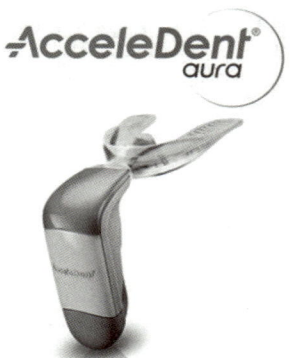

〈사진 20-2〉 Acceledent 장치- 하루 20분 미만으로 물고 있기를 제조사는 권장하고 있습니다.

이 장비가 고가여서 개인별로 구입해서 쓰는 것이 어려우므로 치과에서 대여를 하는 곳도 있습니다. 또는 치과에 수시로 내원하여 사용하게 합니다. 하루에 10~20분 정도 물고 있게 합니다.

이 장치와 유사한 제품들도 나오다가 지금은 이 시장이 쇠퇴한 상황입니다. 교정치료 중에 매일 이 장치를 물고 있는다는게 너무 번거롭고 힘든일이기 때문입니다. 그리고 효과도 명확히 증명된 것은 없습니다. 부분적으로 또 일시적으로는 생체활성을 높였다하더라도 교정치료의 기간을 결정하는데는 여러 과정이 있기 때문에 전체 치료기간을 유의미하게 줄여주는 것으로는 증명된 바가 없습니다.

3) ASO (전방 부분 골절단술)

처음에 언급한 Wilckodontics처럼 수술을 이용하는 방법입니다.
발치교정의 경우 치료기간의 상당부분을 차지하는 과정이 이를 뺀 자리를 메꾸는 것입니다. 치아가 잘못된 각도로 쓰러질 수 있는 등 교정의 입장에서 가장 어렵고 공을 많이들여야 하는 과정이기도 하지요.

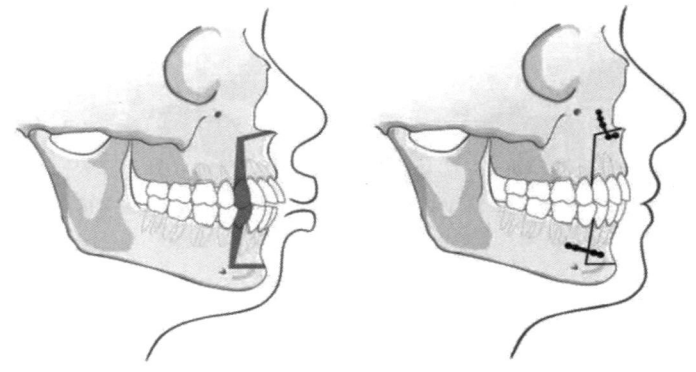

〈그림 20-1〉 ASO법의 모식도- 출처 : https://pocketdentistry.com/facial-soft-tissue-response-to-anterior-segmental-osteotomies-a-systematic-review/

발치교정이 계획된 경우 치아를 발치하고 발치공간 앞쪽의 치아들과 그 치아들이 심어져 있는 턱부분을 통째로 절단하여 뒤로 가져와서 고정하는 방법이 ASO(Anterior Segment Osteotomy, 전방 부분 골절단술)입니다.

이러한 방법을 통해 발치 후 앞쪽 치아들이 뼈속에서 서서히 움직여 오는 과정을 생략하고 한번에 목표한 자리로 이동시키는 것이지요.

이 방법에서 알아두어야 할 점들이 있습니다.
이런 수술을 거친다고 해도 2년 상당의 교정기간을 절반 이하로 줄이기는 힘듭니다. 발치공간을 메꾸는 일이 교정기간에서 상당량을 차지하는 것은 맞지만 케이스에 따라 전체기간을 늘리는 다른 문제점도 있기 마련입니다.그리고 수술 후 치아이동 조절의 여지를 위해 절단한 골덩어리를 발치 공간을 100% 없애는 형태로 딱 붙이지는 않습니다.

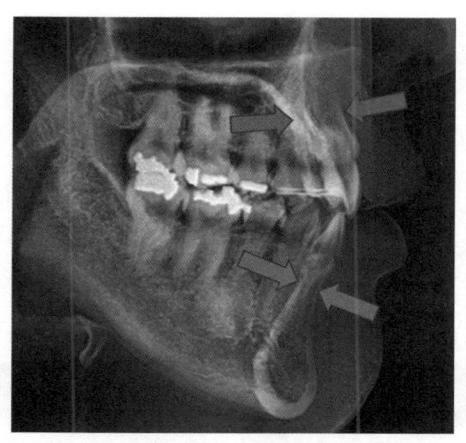

〈사진 20-3〉 위 아래 모두 앞니들을 뒤로 이동시킬 수 있는 한계를 결정하는 뼈의 두께가 있습니다.
이 분은 뼈의 두께가 충분한 경우입니다.

그리고 ASO라는 방법은 교정치료기간을 단축시키기 위해서 쓰는 것만은 아닙니다. ASO의 다른 장점이기도 한데요, 발치교정에서 작은어금니를 발치 후 앞니들을 뒤로 끌고 와야 하는데 가끔 이 앞니들이 뒤로 와도 좋을만큼 뼈의 두께가 충분히 되지 못하는 분들이 있습니다.

이러한 경우 앞니를 부족한 전방의 뼈속에서 이동시키는 통상적인 교정이 아니라 앞니와 그 앞니를 둘러싸는 뼈를 통째로 들어내어 이동시키는 ASO가 좋은 대안이 될 수 있는 것이지요.

양악수술보다는 덜하지만 ASO역시 만만치 않은 수술이라는 점에서 기간단축을 위해 환자분이 쉽게 선택하기는 힘든 방법입니다.

4) 라미네이트

미용치과치료로서 라미네이트를 들어보신 적이 있을 것입니다. 한때 연예인들이 많이 한다고 해서 화제가 되었었는데요. 짧은 기간에 약간 삐뚤었던 앞니가 바르게 되고 또는 치아 모양이 좀 더 예뻐지고, 치아가 밝게 변해서였지요.

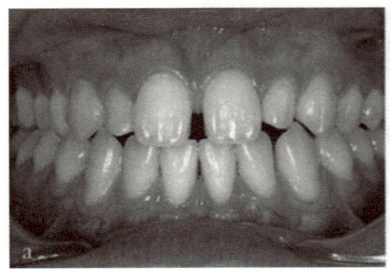 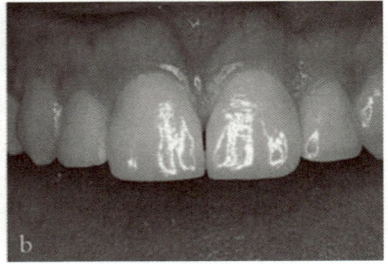

〈사진 20-4〉 라미네이트를 이용하여 앞니 사이 벌어진 공간을 해결한 증례.
출처: https://pocketdentistry.com/5-porcelain-laminate-techniques/

라미네이트는 치과치료 중에서 '보철치료'에 해당하는 것입니다. 지금은 이 라미네이트를 가지고 급속교정법이라고 제안하는 치과는 매우 드문 것으로 알고 있습니다만 이 방법을 급속교정 방법으로 설명하는 것은 매우 잘못된 일입니다.

물론 교정으로 해결하고 싶은 문제를 교정이 아닌 다른 방법으로 해결할 수 있는 좋은 옵션 중 하나인 것은 분명합니다. 전체교정이 가장 좋지만 긴 기간과 비용이 부담스럽거나 일부분만 고치고 싶을 때 부분교정과 저울질하여 선택할 수 있습니다.

또한 교정치료를 하고 마무리로 라미네이트를 하기도 합니다. 왜소치(정상보다 크기가 작은 치아)가 있거나 위아래 치아간에 폭의 밸런스가 맞지 않는 경우 교정으로 치아를 다 배열하고 나면 어딘가 공간이 남을 수 밖에 없는 경우가 있습니다. 이 때 정상적인 치아의 폭을 회복시켜주기 위해 라미네이트를 해주는 것입니다.

이런 문제가 없더라도 미용목적으로 교정 후 라미네이트를 하기도 합니다. 당연하지만 교정치료는 치아를 이동시켜 바르게 배열을 해줄 뿐 원래 치아의 형태나 색깔 자체를 변화시켜주지는 못합니다. 배열이 완료된 앞니들의 모양이나 질감, 색상을 심미적으로 바꿔주기 위해 라미네이트를 해주는 것이지요.

아무튼 라미네이트는 심미 보철치료로서 교정치료와 별개의 치료이므로 라미네이트를 급속교정법으로 생각해서는 안되겠습니다.

5) 부분교정

부분교정을 급속교정법으로 소개하는 곳들이 있습니다.

부분교정에 대해서는 다른 챕터에서 소개드렸었습니다만 치열 전체가 아닌 부분만 장치를 붙여 이동시키는 것이니까 치료기간이 짧은 것은 당연합니다.

하지만 일부분만을 교정하여서 교정기간이 단축되는 것은 '급속교정'이란 말을 듣고 기간을 줄일 수 있는 방법이 궁금한 분들이 기대하는 것은 아닐 것이라 생각합니다.

교정 기간을 단축하려는 시도는 예전부터 있어 왔습니다.

급속교정이라는 것이 학계에서 정식으로 인정된 용어가 아니고 마케팅적인 용어로서 많이 쓰이는 것이 사실입니다.

하지만 그만큼 교정기간을 단축시킨다는 것은 상당한 이점이 있는 것이고 그래서 많은 연구와 시도가 있어왔습니다.

위에서 언급한 Wilckodontics, ASO 등 수술을 병행한 방법과 치아에 미세진동을 주는 장치 뿐 아니라 레이저, 초음파 자극을 주어 생체활성을 촉진시키는 것, 약물을 이용해 생체활성을 촉진시키는 법 등 다양한 시도가 있었지요.

그만큼 이 긴 교정치료 기간을 줄이고 싶으니까 말이죠. 하지만 대부분 비용대비 효율성이 너무 떨어지거나 통계적으로 유의미한 정도의 효과가 입증되지는 못했습니다.

그동안 교정치료의 테크닉과 효율적인 순서 등을 개발하여 치료기간을 조금이지만 단축시켜 왔고 사람의 생체사이클의 한계내에서는 거의 최단 기간에 다다른 것 같습니다. 그게 다른 부분에서 언급드린 통상 2년~2년반(전체 교정의 경우)이라는 기간인 것입니다.

앞으로 교정 치료기간을 줄이는 새로운 방법들이 개발되기를 기대합니다. 하지만 지금으로서는 거의 정해진 이 치료기간을 무리하게 줄이려는 것보다 정석적이고 안전한 방법을 통해 교정치료를 받고 안정적인 결과를 유지하는 것에 초점을 두는 것을 추천드립니다.

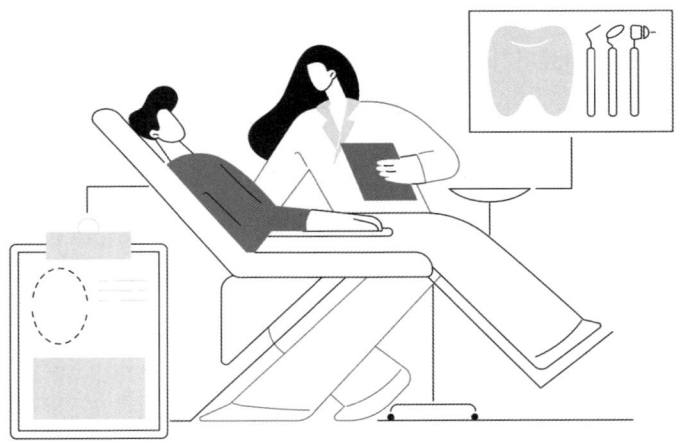

특별한 치아교정 이야기

21

교정치료와 다양한 상황들
-유학, 군대, 결혼식, 장기간 여행 등

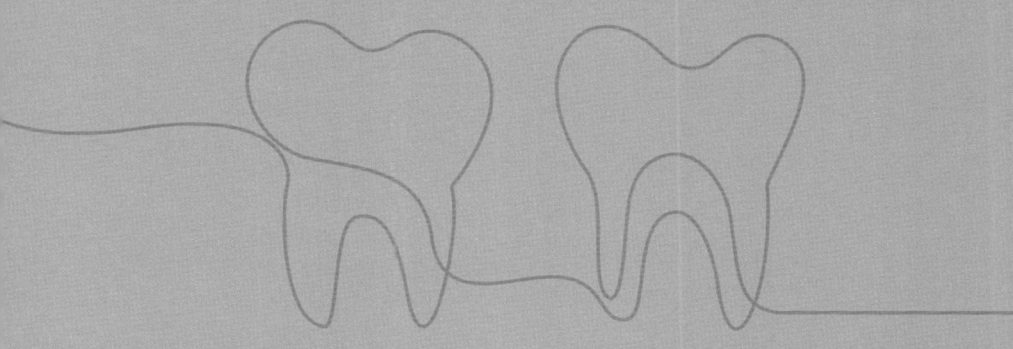

21 교정치료와 다양한 상황들
– 유학, 군대, 결혼식, 장기간 여행 등

🦷 교정치료를 고민하게 하는 다양한 상황들

교정치료라는 것이 2년이상의 긴 기간이 소요되다 보니 그 동안에 개인적 이벤트가 있는 경우도 흔합니다. 유학이나 군입대 등이 예정되어 있다던가 장기간의 여행 또 결혼식이나 졸업식의 사진촬영이 있을 수도 있지요.

하지만 그러한 이벤트가 다 끝난 뒤로 교정치료를 미루자니 시작이 늦어지는만큼 교정치료 종료도 늦춰진다는게 또 고민이죠. 병행할 수 있는 방법은 없을까요?

🦷 유학이나 군대 등 정기적 내원이 힘들거나 내원 간격이 길 경우

유학이나 병역을 마치고 교정치료를 시작하면 물론 좋겠지만 그 기간이 또 너무 길죠? 유학하는 현지에서 교정을 하자니 의사소통의 문제 뿐 아니라 다른 인종의 교정을 다루는 곳이라 제대로 될까 의문스럽기도 하고요. 군 입대라면 정기 치료를 위해 치과를 방문하기가 힘들 수 있는 점이 걸림돌입니다. 드물기는 하지만 3달이상의 장기간 여행을 하는 경우도 있습니다.

물론 쉽지 않은 상황입니다만 치료방법의 변경이나 내원 간격의 조절로 치료를 진행시킬 수 있습니다.

우선 투명교정이라는 꼈다 뺐다 하는 장치를 이용하여 교정을 하는 방법이 있습니다. 원래 미관상 눈에 덜 띄는 장치로 교정하고 싶을 때 사용하는 게 보통이지만 이 장치의 다른 장점 중 하나가 내원간격을 길게 잡는 것이 가능하다는 것입니다.

통상적인 브라켓-와이어의 고정식 부착장치를 이용한 교정치료는 보통 월마다 1회정도의 내원이 필요합니다. 하지만 투명교정장치는 초기를 제외하면 내원간격을 3~6개월로 조절하는 것이 가능합니다. 치과에서 처방한 투명교정 장치 세트를 바꿔 착용하면서 유학 중 방학기간에 귀국하여 내원하거나 군 부대에서 외출을 이용해 내원할 수 있습니다. 최근 군대의 분위기(?)가 달라져 치과의사의 치료소견서가 있으면 월 1회의

외출을 허용하는 곳도 많이 보았기 때문에 통상적 브라켓-와이어 교정으로도 가능하더라고요. 또는 유학이나 군복무 기간 동안에 치료의 속도를 조금 늦춰서 진행하다가 이벤트가 종료하고 본격적으로 하는 것도 하나의 방법이 되겠습니다.

가끔 유학 현지에서 한국 치과선생님이나 또는 협력할 수 있는 외국 치과가 있는 경우 자료와 치료 진행상황을 설명하는 문서로 소통하면 치료를 이어가거나 응급상황에서의 처치 등을 받을 수 있는 경우도 있습니다. 진료비와 책임소재를 잘 조율한다면 이러한 방법도 가능하겠습니다.

🦷 결혼식이나 졸업식 사진 촬영이 있는 경우

교정장치가 눈에 띄는 것이 신경쓰이는 상황인데요, 크게 3가지 방법이 있습니다.

1) 요즘 브라켓이라고 불리며 치아마다 붙이는 버튼 모양의 장치는 매우 심미적으로 발전하여 치아색과 유사하고 사진 촬영 시 크게 눈에 띄지는 않습니다. 미관상 문제가 되는 부분은 대게 (흔히 철사라고 하는)와이어기 때문에 이 와이어를 사진 촬영 때는 빼주는 것입니다. 그리고 사진 촬영 후 다시 와이어를 삽입합니다.

사진 보정 기술이 발달하여 치아에 붙은 치아색과 유사한 브라켓은 보정하여 삭제하는 것도 가능하다고 합니다. 하지만 그 사이사이에 지나가는 와이어를 자연스럽게 제거하는 것은 힘들다고 하더군요.

2) 시간과 비용이 좀 들고 힘들기는 하지만 일시적으로 장치를 완전히 제거하고 사진 촬영 후 재부착 하는 방법이 있습니다. 사진만의 문제가 아니라 기념식(결혼식, 졸업식 등) 당일 사람들에게 직접 보이는 것까지 신경이 쓰여서 와이어 뿐 아니라 브라켓조차도 없었으면 하는 경우에 시행하는데요.
교정치료가 다 종료된 후 하는 장치제거 작업을 시행하는 것입니다. 제거하는데 약 1시간 정도 소요되며 제거하고 사진촬영 후 새 장치를 재부착 하는 과정이 있으므로 추가비용이 드는 것이 보통입니다만 기념일 당일에 장치로부터 확실히 자유로워지는 방법입니다.

장치의 재부착은 가급적 빨리 하는 것이 치아의 원치않는 이동을 막는 방법이므로 기념식 후 1~2일 후에 내원하여 재부착 하는 것이 좋습니다. 하지만 신혼여행 등으로 장치가 없는 채로 있기를 원하는 경우 1주일 정도 후에 내원하여 장치를 재부착하고 교정치료를 재개하는 것은 큰 무리는 없습니다.

3) 처음부터 눈에 띄지 않을 수 있는 심미적 장치로 교정치료를 시작하는 방법입니다. 2가지 방법이 있는데 설측교정법과 투명교정장치를 이용한 방법입니다.

2가지 방법 모두 다른 챕터에서 상세히 설명하였습니다만 다시 간단히 언급드리면 설측교정은 치아의 안쪽면에 브라켓 장치를 부착하는 것이고 투명교정은 꼈다 뺐다 하는 투명한 플라스틱 재질의 장치를 이용하는 방법입니다. 두 가지 방법 모두 심미성을 위해 시행되는 방법이고 비교적 고가인것이 단점입니다.

설측교정 장치는 크게 웃는 경우가 아니고서는 치아의 뒷쪽면에 붙어 감춰져 있으므로 눈에 잘 띄지 않는 좋은 방법입니다. 투명교정 장치는 끼고 있는 동안에도 비교적 눈에 잘 띄지 않지만 사진 촬영이나 기념일 등 필요한 상황에 아예 빼서 보관할 수 있으므로 확실한 방법이기도 합니다.

다른 여러가지 고려할 점까지 잘 생각하셔서 상의 후 장치를 결정하실 수 있겠습니다.

특별한 치아교정 이야기

22

교정으로 대박 날 얼굴 / 예뻐지기 힘든 얼굴

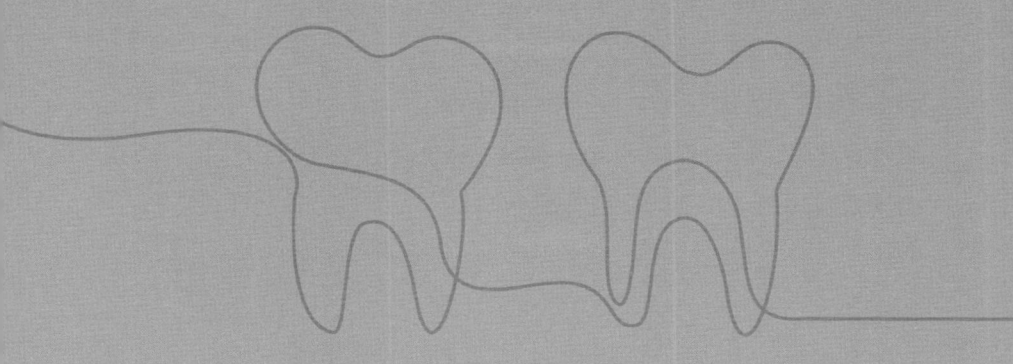

22 교정으로 대박 날 얼굴 / 예뻐지기 힘든 얼굴

🦷 성형으로 대박나는 케이스? 교정으로 대박나는 케이스?!

치과 교정치료가 심미만을 위해 하는 것은 아니지만(성형도 물론 그렇습니다^^) 성형 수술을 받는 경우 대부분이 그러하듯이 심미적 목적이 큽니다. 그래서 성형이나 교정치료의 비포/애프터에 관심들도 많습니다.

'성형으로 대박나는 타입', '성형으로 대박날 얼굴' 등이 회자되기도 합니다. 아마 여러분들 뿐 아니라 성형외과 선생님들 간에도 각자의 경험과 생각에 따라 의견이 분분할 주제일 것 같습니다.

교정치료로 대박날 케이스라는 것이 있을까요?
반대로 교정치료로 예뻐지기 힘든 얼굴은 어떤 타입일까요?
이에 관해 제 개인적 견해를 풀어봅니다.

🦷 얼굴을 측면에서 보았을 때 앞뒤길이가 길면서 돌출입인 유형이 발치 교정을 통해 예뻐지는 효과가 큰 것 같습니다.

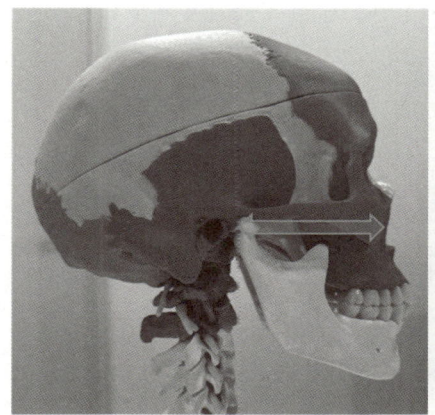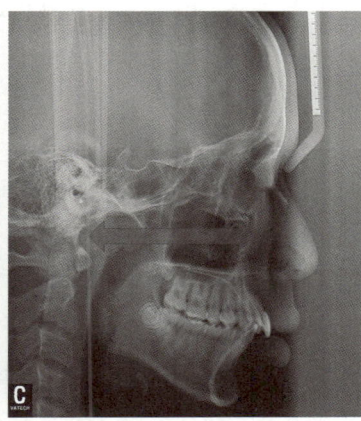

〈사진 22-1〉 얼굴의 측면 길이를 나타내는 부분

위 해골모형과 엑스레이 사진에서 화살표로 표시한 부분이 비교적 긴 편이면서 입술돌출감이 있는 분들이 발치교정을 통해 외모의 개선이 탁월한 것 같습니다.

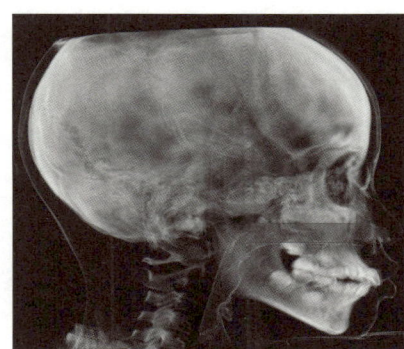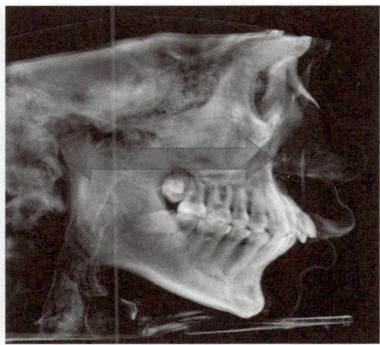

〈사진 22-2〉 장두형에 돌출입 – 교정으로 예뻐질 타입

CT를 캡쳐한 〈사진 22-2〉의 두 케이스를 보면 화살표로 표시한 부분이 긴 편이고(소위 장두형) 앞니는 돌출형 각도를 보이고 있어 발치교정을 통해 돌출감만 해소해주면 입체적인 모습이 부각되어 외모가 꽤 좋아집니다.

여러분들은 엑스레이나 CT의 캡쳐를 봤을 때 이게 긴 편인지 짧은 편인 것인지 알기 힘드실 수 있지만 저같은 교정전문의는 엑스레이와 CT를 보는 경험이 많고 무엇보다 환자의 실제 옆모습 〈사진 22-2〉과 늘 비교해서 보았기 때문에 대략 엑스레이의 모습이 이렇다면 실제 모습이 어떻겠다 하는 감(?)이 있습니다. 그러다보면 '아, 이 분은 발치교정으로 돌출감을 해소하면 외모가 확 좋아지겠구나.' 하는 케이스들이 보이는 것입니다.

🦷 **반면 옆 얼굴의 앞뒤길이가 짧아 얼굴이 평면적이고 아래턱이 큰 타입일수록 발치교정을 하든 비발치 교정을 하든 외모의 개선 효과가 떨어집니다. 또 얼굴의 길이가 길수록 더욱 그렇습니다.**

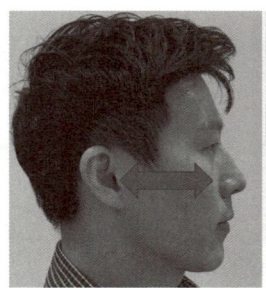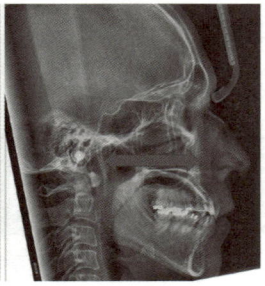

〈사진 22-3〉 옆모습 사진과 엑스레이(세팔로)

이 옆모습 사진과 엑스레이(세팔로)의 주인공은 저입니다.〈사진 22-3〉 저는 20대때 발치교정을 했습니다. 악궁이 좁고 치아는 큰편이라서 돌출감이 있었습니다.

저처럼 이부분의 길이가 짧고 옆모습이 납작한 형태(단두형, 골격 3급)의 사람들, 그러면서 아래턱이 큰 타입이고 특히 얼굴 길이가 긴 사람들은 발치교정을 하여도 얼굴이 평면적이어서 안모개선이 썩 양호하지는 않습니다.

하지만 입주변의 돌출감이 있었던 경우는 발치교정을 하는 게 아무것도 하지 않은 것보다 더 나은 것은 물론입니다. 다만 교정만으로는 그것이 한계여서 좀 아쉽다는 것입니다.

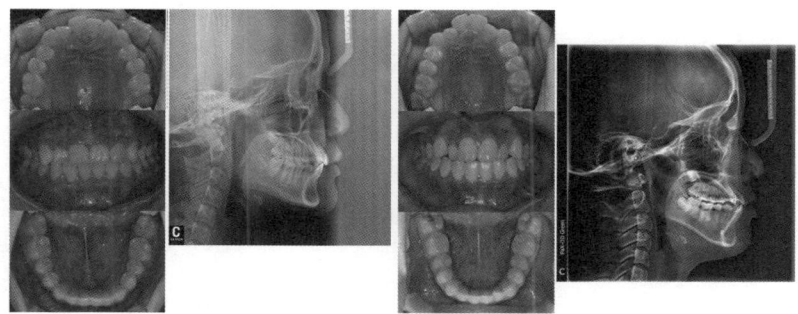

〈사진 22-4〉 교정만으로 예뻐지기 힘든 타입

위 2 케이스〈사진 22-4〉는 엑스레이 상의 옆얼굴 라인을 자세히 보면 입술부위의 돌출감은 없습니다. 따라서 발치교정을 할 케이스가 아닙니다. 그러면 치열의 삐뚤빼뚤함이 심하냐 하면 입안사진을 통해 알 수 있듯 치열도 그다지 나쁘지 않습니다.

반면 안모는 코 주변부(중안모)가 꺼진 형태이고 아래턱은 커서 약간 주걱턱 양상입니다. 애초에 치열이 그다지 나쁘지 않으므로 교정을 통해서는 치열의 개선도 크지 않고 발치를 할 것도 아니니 외모는 거의 개선되지 않습니다. 이런 유형이 교정을 통해 예뻐지기 가장 힘든 유형입니다. 외모의 개선을 원한다면 양악수술이 추천되는 경우들입니다.

그런데 코주변의 안면 중앙부의 꺼짐(함몰감)이 심할수록, 즉 위에서 제가 파란색 화살표를 통해 표시했던 부위의 길이가 짧을수록 양악수술 교정을 통해서도 외모의 개선이 불충분해집니다. 물론 미의 기준을 어디에 두느냐에 따라 충분하냐 불충분하냐가 달라지겠습니다만 저는 이런 경우들이 교정으로(양악수술로도) 예뻐지기 힘든 안타까운 유형이라고 생각하고 있습니다.

🦷 그런데 이런 유형이 동양인 특히 동(북)아시아인에게서 잘 나타납니다.

서양인에 비하면 옆모습에서 두개골의 전후방적 길이가 보통 짧으며 얼굴이 평면적이고 납작한 편입니다. 눈아래부터 윗 입술까지의 영역(상악골)이 보통 눌려 있는 모양새라 상대적으로 입술의 돌출감이 더 부각되어 있는데요.

발치교정을 통해 입의 돌출감은 해소되지만 납작하고 후퇴된 눈아래에서 윗입술까지의 라인에 갖다 맞춘 격이라 얼굴이 더욱 평면적이게 됩니다.

🦷 무턱경향이 강해서 돌출형이 아님에도 돌출감을 호소하는 분들의 경우도 교정으로 외모의 개선이 힘듭니다.

무턱교정에 관해서도 다른 챕터에서 논했습니다만 아래턱이 작아 뒤로 후퇴되어 있기 때문에 상대적으로 윗입술 부위가 튀어나왔다고 생각하는 경우가 있습니다.

실제로 무턱 경향과 함께 윗입술 부위의 돌출이 존재하는 경우도 있고 이 경우는 발치교정과 함께 턱끝 필러 등을 병행하여 외모의 개선을 도모할 수 있습니다.

하지만 윗입술부위의 돌출타입이 아닌 상황에서는 발치교정을 하면 안 되는 것이어서 비발치 교정을 할 수 밖에 없는데 이렇게 되면 치열은 조금 달라질 수 있겠지만 외모는 거의 아무것도 변한 것이 없게 됩니다.

이런 타입에서 꼭 외모의 개선을 얻고 싶다고 한다면 양악수술교정을 통해 아래턱을 앞으로 꺼내주는 방법 밖에는 없습니다.

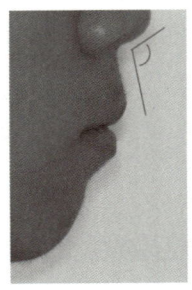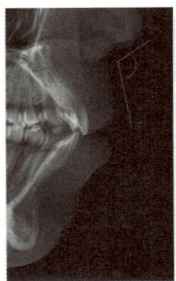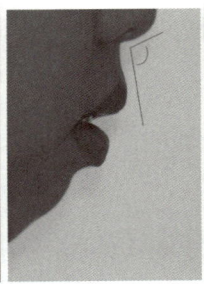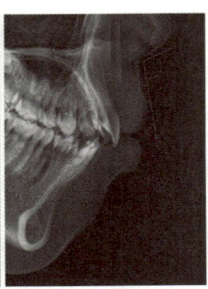

〈사진 22-5〉 사진과 엑스레이 상에 표시된 부분은 비순각이라고 부르며 코의 아래부분과 윗입술이 이루는 각을 말합니다. 이 각이 클수록 돌출타입과는 거리가 멉니다. 두 케이스 모두 돌출형이 아니며 무턱 성향만 있습니다. 교정을 통해 안모의 개선을 크게 얻기는 어렵습니다.

🦷 예뻐진다는 것. 미적기준과 감각 그리고 교정치료의 한계

사실 아름다움에 절대적 기준이 없다는 것은 누구나 잘 알고 있습니다. 저 역시 그러하지만 그럼에도 민족, 인종, 시대, 시기에 따라 어느 정도의 공감대는 있다고 생각합니다.

위에서 말씀드린 교정으로 대박나는 유형, 교정으로 예뻐지기 힘든 유형(심지어 양악수술로도 힘든 유형)은 어디까지나 제 개인적 견해입니다. 제가 미적기준을 좀 높게 가져가는 편일 수도 있겠습니다.

제가 어릴때부터 외모에 관심이 많은 편이었습니다. 그래서 제 얼굴에 대해서도 구체적으로 어떤 부분이 어떤 원인 때문에 어떤 모습으로 좋지 않은지 늘 생각하고 고민했습니다. 스트레스도 많이 받았고요. 교정전문의가 되어 지식이 늘면서 제 얼굴의 문제점과 한계(?)를 더 잘 들여다보게 되었습니다.

교정치료를 하고 많은 케이스를 접하고 살펴보며 경험이 늘수록 오히려 교정치료의 한계를 실감하곤 합니다. '아, 저 부분을 이렇게 바꾸면 좋을텐데 저 부분만 바꿔낼 수 있으면 외모가 훨씬 좋아질텐데, 교정치료란 것으로는 이것밖에 안되나.' 하는 마음이 듭니다.

지식이 늘고 생각이 더 많아져서인지 이 케이스는 이래서 교정으로 안되고, 저 케이스는 저런 요소 때문에 교정으로 안되고, 그러다보니 어느새 드는 생각이 '교정으로 사실 할 수 있는게 거의 없네?' 에 다다르는 지경이 되었습니다. 교정을 통해 (제 기준에) 효과를 제대로 볼 수 있는 케이스는 굉장히 적다 싶을 정도입니다.

교정전문의로서 제 전공과 제 주무기가 이렇게 무력(?)한가 싶은 생각도 들었습니다. 교정치료를 제공하는 의사로서 교정치료로 이렇게 많은 것을 바꿔드릴 수 있다고 해야 치료를 권유하고 동의를 잘 이끌어 낼 수 있을텐데 교정으로 할 수 있는게 사실 별로 없다라니….

어릴 때 제가 외모에 대해 분석적으로 얘기를 할 때 저희 어머니는 제 말을 듣지 않으십니다. 쟤 또 시작한다… 말도 안되는 망상에 또 자기 멋대로 분석한다….
교정전문의가 된 지금 제가 교정학 지식과 경험을 토대로 얘기해도 어머니 반응은 여전하십니다^^ 외모에 대한 견해란 것이 이렇습니다. 주관성이 강한 것이니 이번 챕터에서의 얘기가 절대적인 것이 아님을 다시 말씀드립니다.

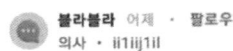

〈한 커뮤니티에 올라온 글- 저도 공감했습니다〉

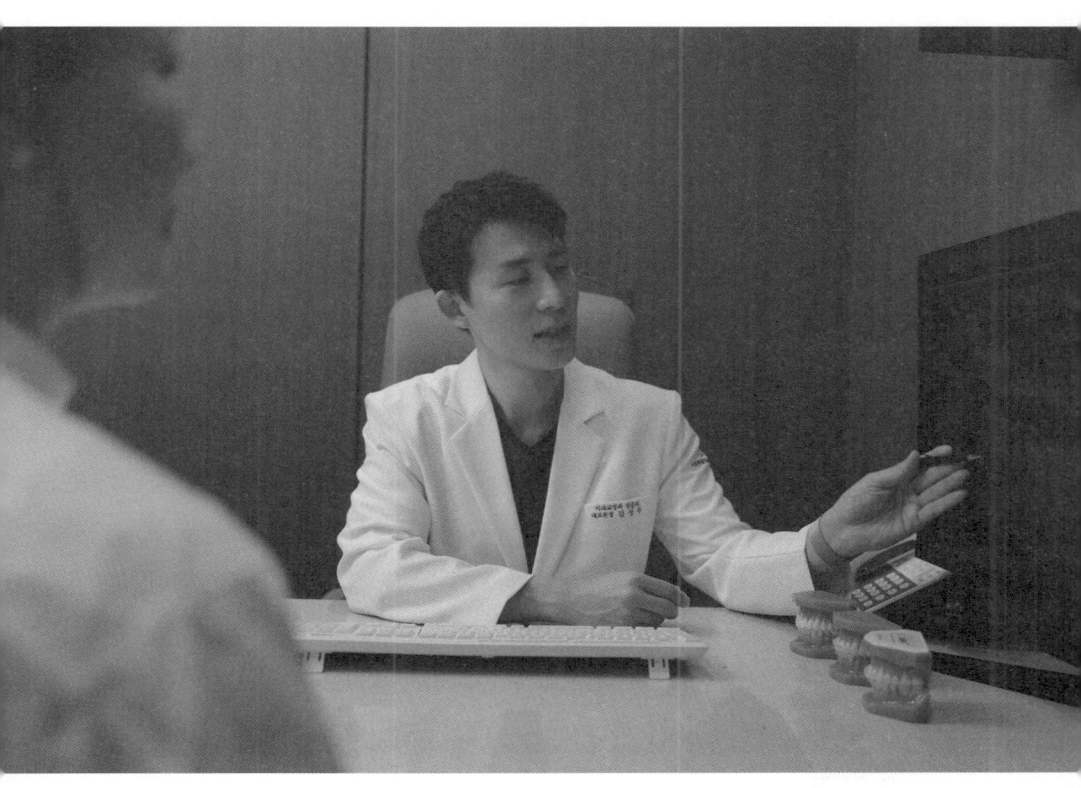

특별한
치아교정
이야기

1판 1쇄 인쇄 | 2024년 9월 30일
1판 1쇄 발행 | 2024년 9월 30일
저 자 | 김상무

펴낸이 | 페이지원 단행본팀
펴낸곳 | 페이지원
주 소 | 서울시 성동구 성수이로 18길31
전 화 | 02-462-0400
E-mail | thepinkribbon@naver.com

ISBN 979-11-93592-06-9

값 17,000원

이 책은 저작권법에 따라 의해 보호를 받는 저작물이므로
어떠한 형태로든 무단 전재와 무단 복제를 금합니다.